Manuel pratique d'Aromathérapie

les huiles essentielles et leur utilisation

E. Lubinic

Avec 43 illustrations

VIGOT

Traduit de l'allemand par Manuel Boghossian

Photo de couverture : Christian Délu © Sunset/NHPA
Maquette, conception et réalisation : Mafalda Colaço, Éditions Vigot

Responsabilité :
Les informations et données délivrées dans le présent ouvrage ont été recueillies par l'auteur en son âme et conscience et vérifiées par lui et l'éditeur avec le plus grand soin. Toutefois, le cas échéant, ni l'auteur ni l'éditeur ne seront aucunement tenus pour responsables d'une quelconque inexactitude ou erreur dans le contenu.

23, rue de l'École-de-Médecine, 75006 Paris, France
dépôt légal : juin 2006
ISBN(10) : 2-7114-1569-4 / ISBN(13) : 978-2-7114-1569-4

Imprimé en Chine par Media Landmark Investments Ltd

sommaire

Introduction 7

Mise en garde 7

Utilisation des huiles essentielles 8

Aromathérapie et astrologie 13

Description des huiles essentielles

Huile essentielle	Nom latin	
Aneth	*Anethum graveolens*	20
Angélique	*Angelica archangelica*	22
Anis vert et anis étoilé	*Pimpinella anisum, Illicium verum*	24
Arbre à thé ou tea tree	*Melaleuca alternifolia*	26
Armoise	*Artemisia vulgaris*	30
Arolle	*Pinus cembra*	32
Basilic	*Ocimum basilicum*	34
Baume de copaïba	*Copaifera reticulata*	37
Bay	*Pimenta acris*	40
Bergamote	*Citrus aurantium bergamia*	42
Bois de cèdre	*Cedrus atlantica, Juniperus virginiana*	45
Bois de rose	*Aniba roseaodora*	48
Bois de santal	*Santalum album*	50
Cajeput	*Melaleuca leucadendron*	52
Camomille	*Matricaria chamomilla*	55
Camphre	*Cinnamomum camphora*	58
Cananga	*Cananga odorata f. macrophylla*	60
Cannelle	*Cinnamomum cassia*	62
Cardamome	*Elettaria cardamomum*	64
Carotte	*Daucus carota*	66
Carvi et cumin	*Carum carvi, Cuminum cyminum*	68
Cédrat et limette	*Citrus medica, C. aurantifolia*	70
Citron	*Citrus limon*	73
Citronnelle	*Cymbopogon nardus*	77

Huile essentielle	Nom latin	
Coriandre	*Coriandrum sativum*	80
Cyprès	*Cupressus sempervirens*	82
Élémi	*Canarium luzonicum*	85
Encens ou oliban	*Boswellia carterii, B. thurifera*	87
Épinette	*Picea glauca, P. mariana*	89
Eucalyptus	*Eucalyptus globulus*	92
Fenouil	*Foeniculum vulgare*	95
Gaulthérie ou Wintergreen	*Gaultheria procumbens*	98
Genévrier	*Juniperus communis*	100
Géranium	*Pelargonium graveolens*	102
Gingembre	*Zingiber officinale*	104
Giroflier	*Syzygium jambolana*	106
Hysope	*Hyssopus officinalis*	108
Jatamansi	*Nardostachys jatamansi*	110
Laurier	*Laurus nobilis*	112
Lavande	*Lavandula officinalis*	115
Lemongrass	*Cymbopogon citratus, C. flexuosus*	119
Macis ou fleur de muscade	*Myristica fragrans, Flores macidis*	122
Mandarine	*Citrus reticulata, C. nobilis*	124
Marjolaine	*Origanum majorana*	126
Mélèze	*Larix decidua*	129
Mélisse	*Melissa officinalis*	131
Menthe	*Mentha piperita, M. arvensis, M. spicata*	134
Myrrhe	*Commiphora myrrha*	137
Myrte	*Myrtus communis*	139
Néroli	*Citrus aurantium bigaradia*	141
Niaouli	*Melaleuca quinquenervia cineolifera*	143
Noix de muscade	*Myristica fragrans*	146
Orange	*Citrus aurantium dulcis*	149
Orange sanguine	*Citrus sinensis* « Moro »	152
Origan	*Origanum vulgare*	154
Palmarosa	*Cymbopogon martinii*	157
Pamplemousse	*Citrus paradisii*	159
Patchouli	*Pogostemon patchouli, P. cablin*	161
Petit grain bigarade	*Citrus aurantium bigaradia*	163

Huile essentielle	Nom latin	
Piment	*Pimenta officinalis*	165
Pin des montagnes	*Pinus pumilio, P. mugo*	167
Pin sylvestre	*Pinus sylvestris*	170
Poivre	*Piper nigrum*	173
Romarin	*Rosmarinus officinalis*	176
Rose	*Rosa damascena, R. gallica, R. centifolia*	179
Santal des Indes occidentales	*Amyris balsamifera*	182
Sauge officinale	*Salvia officinalis*	184
Sauge sclarée	*Salvia sclarea*	187
Thuya	*Thuja occidentalis, T. plicata*	190
Thym et serpolet	*Thymus vulgaris, T. serpyllum*	193
Valériane	*Valeriana officinalis*	196
Verveine citronnée	*Lippia citriodora*	198
Verveine exotique	*Litsea cubeba, L. citrata*	201
Vétiver	*Vetiveria zizanoides*	204
Ylang-Ylang	*Cananga odorata* f. *genuina*	206

Description des supports gras

Support	Nom latin	
Huile d'aloès	*Aloe barbadensis*	210
Huile d'amande douce	*Amygdalus*	210
Huile d'arnica	*Arnica montana*	211
Huile d'avocat	*Persea americana, P. grattissima*	211
Huile de calendula	*Calendula officinalis*	212
Huile de camomille	*Matricaria chamomilla*	212
Huile de cumin	*Nigella sativa*	213
Huile de germe de blé	*Triticum vulgare*	213
Huile de jojoba	*Cera simmondsiae liquida*	214
Huile de millepertuis	*Hypericum*	214
Huile de noix de macadamia	*Macadamia ternifolia*	215
Huile de sésame	*Sesamum indicum*	216
Huile de soja	*Glycine Soya*	216

Suggestions de complexes synergiques 217
Pour le bain 218
Pour les compresses 220
Pour la cuisine 222
Pour la diffusion 224
Pour les massages 226

Table des indications thérapeutiques 229
Indications physiologiques 230
Indications psychiques 246

Bibliographie 252

Index 253

introduction

Les huiles essentielles sont des substances végétales - principalement des terpènes, apparentés à l'éther, aux alcools et aux aldéhydes - obtenues par distillation à la vapeur d'eau ou expression à froid.

Elles agissent surtout par l'intermédiaire de l'odorat ou du contact avec la peau et les muqueuses par onction, application de compresses ou bains, mais certaines conviennent aussi à l'usage interne.

Quel que soit l'usage que vous souhaitez en faire, utilisez uniquement des **Huiles essentielles 100 % pures et naturelles** et refusez tout ce qui est « identique à la nature », hémisynthétique ou synthétique.

La description des huiles essentielles qui sera faite dans la suite de cet ouvrage est entièrement axée sur la pratique afin de vous permettre une utilisation facile et responsable de ces substances ô combien polyvalentes.

Mise en garde

Les huiles essentielles ne sont pas naturellement miscibles avec l'eau. Aussi, pour un bain, faut-il les mélanger au préalable à un émulsifiant Pour cela, il est possible d'utiliser l'une des substances suivantes : miel, argile, lait, petit-lait, crème et vinaigre (de préférence de fruit ou de vin). Durant la manipulation, évitez soigneusement tout contact de l'huile essentielle non diluée avec les yeux ou les muqueuses.

Inhalation

1. Par diffusion atmosphérique : versez quelques gouttes dans un diffuseur électrique, un brûle-parfum, un saturateur d'air, sur des fleurs en soie ou sur un morceau de tissu.
2. Par fumigation : veillez à ce que la vapeur ne soit pas trop chaude et ne dépassez pas les doses indiquées.

Bains

La température de l'eau doit être adaptée à l'état de santé du patient, notamment s'il souffre de troubles cardio-vasculaires, d'hypertension, de varices ou de problèmes veineux. En cas de troubles sévères, mieux vaut renoncer aux bains ou demander l'avis d'un médecin ou d'un thérapeute.
Chaque bain doit durer entre 5 et 20 minutes, selon la tolérance individuelle, et il ne faut pas en prendre plus de 3 par semaine.

Bain de pied voir Bain

Massages

Les huiles essentielles, mélangées à un support gras adapté, peuvent être utilisées en onction ou massage. Ainsi, elles sont très bien tolérées par la peau. Qu'il s'agisse de massages classiques ou de massages plus spécifiques, le contact de la préparation avec l'épiderme permet aux huiles de développer tout leur pouvoir thérapeutique et harmonisant. En cas de doute, il est conseillé de voir avec un médecin ou un thérapeute quelle est la forme de massage la plus appropriée au patient en fonction de son état de santé et de sa constitution physique. Voici, pour vous faire une idée, quelques-unes unes des nombreuses possibilités existantes :

Digitopression
Méthode thérapeutique chinoise traditionnelle consistant à défaire les blocages et rétablir une circulation équilibrée de l'énergie dans tout le corps en exerçant une pression du bout du doigt sur certains points d'acuponcture.
Conseil : chez la femme enceinte, évitez les points en rapport avec le système hormonal.

Massage réflexe du tissu conjonctif
Technique d'effleurage perfectionnée par Elisabeth Dicke dont l'efficacité thérapeutique repose sur l'influence positive exercée sur le système neurovégétatif, l'irrigation des tissus et certains troubles organiques par la manipulation de diverses zones cutanées et musculaires.

Massage biodynamique
Sorte de « psychothérapie corporelle », cette méthode très douce, mise au point par la Norvégienne Gerda Boyesen, stimule les défenses de l'organisme contre le stress et les problèmes émotionnels ainsi que ses défenses immunitaires.

Thérapie cranio-sacrée
Le fondateur de cette variante de l'ostéopathie crânienne, John E. Upledger, a fait une découverte étonnante : le cerveau humain se dilate et se contracte selon à raison de 6 à 12 fois par minute. Un ralentissement de ce mouvement peut notamment provoquer des troubles de la conscience, des dépressions et des troubles visuels. La thérapie cranio-sacrée permet de réactiver l'énergie bloquée dans le tissu conjonctif et de rétablir ainsi l'harmonie et l'équilibre psychique.

Réflexologie des pieds
La manipulation des zones réflexes situées sur les pieds permet d'influer sur les organes et systèmes organiques dans leur unité fonctionnelle, d'éliminer les cristaux douloureux accumulés dans les tissus, de défaire les tensions et de stimuler le système immunitaire.

Massage du Hara
Mis au point par Brigitte Gillessen, le massage du Hara (ventre) stimule l'organisme et favorise l'élimination des déchets métaboliques. Il renforce les défenses immunitaires et stimule le système neurovégétatif.
Conseil : cette méthode est contre-indiquée pendant la grossesse, juste après une opération ou chez les personnes atteintes d'un cancer du foie.

Drainage lymphatique manuel

Cette méthode thérapeutique très douce et efficace est due au docteur Vodder. Le masseur libère les voies lymphatiques par simple pression et stimule la circulation lymphatique sans influer sur la circulation sanguine. Cette manœuvre permet de résorber les œdèmes et renforce les défenses immunitaires. Conseil : le drainage lymphatique est contre-indiqué en cas d'hyperthyroïdie ou de cancer du foie à moins qu'un examen approfondi fasse prévaloir les arguments thérapeutiques.

Massage suédois

Il s'agit d'une forme de massage pratiquée dans le monde entier qui utilise les manœuvres classiques telles qu'effleurage, pétrissage ou ballottements, dans le but de dénouer les contractions, d'activer l'irrigation sanguine et de détendre muscles et tissus. Il en résulte une amélioration de l'état général et des performances.

Massage shiatsu

Cette méthode d'origine japonaise consiste à exercer une pression sur certains points en rapport avec les organes situés sur le même méridien. Selon la théorie extrême-orientale, tous nos maux sont dus à un manque ou un excès d'énergie vitale. Le shiatsu transforme l'hyperactivité et la tension en calme bienfaisant et régularise les dysfonctionnements organiques.

Compresses

Il s'agit de linges humides ou mouillés que l'on applique sur une zone cutanée ou un groupe musculaire. Pour cela, préparez une bassine d'eau dans laquelle vous verserez l'huile essentielle mélangée à l'émulsifiant. Après dilution, trempez le morceau de tissu, puis exprimez-en un peu le liquide et appliquez sur la partie à traiter. La température de l'eau dépend de la pathologie. En cas d'inflammation aiguë, de contusion, de déchirure ou de saignements, la compresse doit être froide. En cas de problèmes d'irrigation, de rhumatismes chroniques, de raideurs musculaires ou articulaires ou de coliques, les compresses chaudes sont généralement préférables. En ce qui concerne le visage ou l'épiderme, on utilisera plutôt une eau tiède, car il est important que la sensation soit agréable.

Enveloppements

Comme pour les compresses, il s'agit ici d'appliquer sur le corps un linge préalablement trempé dans une bassine d'eau additionnée d'un mélange d'huile essentielle et d'émulsifiant, mais, comme son nom l'indique, le morceau de tissu enveloppe toute la partie à traiter et est ensuite recouvert d'une serviette en coton. Ici aussi, la température de l'eau dépend de la pathologie. L'enveloppement des mollets, généralement pratiqué en cas de fièvre, nécessite une eau froide et le remplacement fréquent du linge jusqu'à défervescence. À l'inverse, en cas de colique hépatique (sans inflammation !), il faut préférer l'eau chaude et même maintenir une bouillotte sur la serviette en coton jusqu'à ce que l'activation de l'irrigation sanguine produise un effet antispasmodique se traduisant par le soulagement.

Répétons encore une fois qu'aucun enveloppement ou compresse chaude ne doit être appliqué en cas d'inflammation aiguë, par exemple une appendicite !

Toilette

Cette opération consiste à se passer un gant de toilette sur le corps, sans forcément frotter, après l'avoir trempé dans une bassine d'eau additionnée d'un mélange d'huile essentielle et d'émulsifiant. Ce faisant, il faut toujours veiller à commencer par les extrémités, c'est-à-dire partir du bout des doigts et remonter progressivement jusqu'au cœur. Faites ensuite le dos, puis terminez par des petits mouvements circulaires dans le sens des aiguilles d'une montre en allant du bout des orteils jusqu'au nombril. Choisissez la température qui vous est la plus agréable, sachant que cela varie pour chaque individu en fonction de sa constitution et de son seuil de tolérance.

La toilette aux huiles essentielles permet de raffermir la peau, d'améliorer l'état de santé général et de renforcer les défenses immunitaires de l'organisme. Toutefois, là aussi il faut éviter les excès.

Souvenez-vous ! : les petits stimuli réveillent, les stimuli moyens stimulent et les stimuli forts nuisent à la santé.

Test cutané

La tolérance à une même substance peut être très différente d'un individu à l'autre. Il en va de même pour les huiles essentielles. Aussi est-il indispensable de procéder pour chacune d'elle à un petit test cutané avant de s'en servir afin d'éviter les irritations. Pour cela, versez-en une goutte dans 2-3 cuillerées d'un support gras, mélangez et appliquez sur l'avant-bras en massant délicatement. En cas de réaction, renoncez à utiliser l'huile testée.

Aromathérapie et astrologie

Introduction

En fonction de la fréquence des vibrations qu'elle émet, chaque huile essentielle peut être mise en rapport avec un signe du zodiaque, un astre, un élément ou l'un des termes du principe ternaire : esprit, âme, corps. Les frontières n'étant toutefois pas clairement tracées, la classification ci-dessous n'a qu'une valeur indicative. C'est à chacun de voir s'il se reconnaît dans ces associations et d'en tirer le parti qui lui convient.

Signes du zodiaque

Aux traits de caractère propres à chaque signe zodiacal correspondent un certain nombre d'huiles essentielles qui présentent les mêmes caractéristiques. En voici quelques exemples.

Bélier
Impulsif, irritable, énergique, volontaire et opiniâtre
Parfum : ardent, puissant, épicé
Exemples : cajeput, camphre, coriandre, eucalyptus, gingembre

Taureau
Terre à terre, possessif, pragmatique, bon caractère, ancré dans le réel
Parfum : lourd, terreux, envoûtant
Exemples : bois de santal, fenouil, patchouli, vétiver, ylang-ylang

Gémeaux
Optimiste, curieux, souple, créatif, assez indécis
Parfum : léger, gai, frais, bienfaisant
Exemples : bergamote, citron, citronnelle, lemongrass pamplemousse, verveine exotique

Cancer
Casanier, protecteur, émotif, orgueilleux, susceptible
Parfum : doux, câlin, enveloppant
Exemples : camomille, cannelle, géranium, néroli

Lion Dominateur, orgueilleux, ambitieux, généreux
Parfum : puissant, intense, ardent
Exemples : camphre, cannelle, gingembre, giroflier, néroli, orange, thym

Vierge Critique, lucide, angoissé, tatillon, observateur
Parfum : limpide, franc, discret
Exemples : arbre à thé, bois de cèdre, bois de rose, camomille, épinette, hysope, jatamansi, lavande, marjolaine, mélèze, myrrhe, myrte, petit grain bigarade, pin des montagnes, pin sylvestre, sauge officinale

Balance Diplomate, arrangeant, soucieux de ne léser personne et donc parfois incapable d'agir
Parfum : équilibrant, harmonisant, souple
Exemples : anis, lavande, mélisse

Scorpion Jaloux, méfiant, passionné, sens du sacrifice, autocritique
Parfum : mystérieux, entêtant, insondable
Exemples : angélique, basilic, ylang-ylang

Sagittaire Épris de liberté, aventurier, infatigable, ayant du tempérament, tolérant
Parfum : solaire, chaud
Exemples : aneth, bay, cannelle, cardamome

Capricorne Endurant, dur, critique, mélancolique
Parfum : boisé, âpre, terreux, austère, lucide
Exemples : arolle, cyprès, encens, genévrier, marjolaine

Verseau Épris de liberté, opiniâtre, rebelle, sens de l'abnégation, idéaliste
Parfum : pur, vivifiant, entêtant
Exemples : eucalyptus, lemongrass, menthe, verveine

Poisson Rêveur, mystique, artiste, irréaliste, compatissant, serviable
Parfum : enveloppant, soyeux, doux
Exemples : mélisse, palmarosa, sauge sclarée, rose

Astres

Comme pour les signes du zodiaque, à chaque astre correspondent des huiles essentielles.

Soleil
Symbole de toute vie, de la force créatrice, de l'énergie
Parfum : puissant, chaud, lumineux, sec
Exemples : bergamote, cannelle, gingembre, giroflier, néroli, noix de muscade, orange, thym

Lune
Symbole de l'âme et des sentiments, du subconscient, des rêves
Parfum : suave, doux, enveloppant, emprunt d'émotion
Exemples : géranium, mélisse, néroli

Vénus
Symbole de sensualité, d'art, de plaisir, d'esthétique, d'harmonie
Parfum : mystérieux, aphrodisiaque, sensuel, lourd
Exemples : cananga, patchouli, ylang-ylang

Mars
Symbole de force, d'esprit guerrier, de volonté, d'agressivité, de violence
Parfum : intense, tranchant, piquant
Exemples : basilic, cajeput, coriandre, eucalyptus, genévrier, gingembre, poivre, romarin, thym

Mercure
Symbole d'intelligence, d'entendement, d'écriture, de langage, de communication
Parfum : pur, limpide, souple
Exemples : arbre à thé, bergamote, bois de cèdre, bois de rose, camomille, cédrat, citron, citronnelle, épinette, hysope, jatamansi, lavande, mélèze, myrrhe, myrte, origan, pamplemousse, petit grain bigarade, pin des montagnes, pin sylvestre, sauge officinale

Jupiter
Symbole de sagesse, d'honneur, de bienveillance, de religion, de la loi, d'expansion
Parfum : généreux, lumineux, optimiste
Exemples : aneth, bay, cardamome, mélisse, rose

Saturne
Symbole d'entrave, de restriction, de solitude, de jeûne, de méditation
Parfum : boisé, austère
Exemples : cyprès, encens, genévrier, marjolaine, pin des montagnes

Uranus Symbole de bouleversement, de changement, de déviance
Parfum : frais, pétillant, entêtant
Exemples : eucalyptus, lemongrass, menthe verte

Pluton Symbole de puissance, de force, de contrainte
Parfum : tranchant, piquant
Exemples : camphre, coriandre, poivre, thym

Neptune Symbole de décomposition, de dépendance, de tromperie, d'illusion
Parfum : insaisissable, volatile, euphorisant
Exemples : palmarosa, sauge sclarée

Éléments

À chaque élément correspondent plusieurs signes zodiacaux et une saison

Feu **Bélier, lion, sagittaire**
Saison : été
Qualités : chaud, dynamique, énergétique, volontaire
Contraire d'eau

Terre **Taureau, vierge, capricorne**
Saison : automne
Qualités : ferme, lourd, immobile, structurant, concret
Contraire d'air

Air **Gémeaux, balance, verseau**
Saison : printemps
Qualités : froid, sec, mobile, abstrait
Contraire de terre

Eau **Cancer, scorpion, poisson**
Saison : hiver
Qualités : humide, mou, sensible, lent, emprunt d'émotion, évaporé
Contraire de feu

Note

En fonction de sa fréquence vibratoire, chaque huile essentielle s'adresse en priorité à l'esprit, à l'âme ou au corps. Aussi parle-t-on en aromathérapie, comme en parfumerie, de note de tête, de note de cœur et de note de fond.

Note de tête – niveau de l'esprit

Il s'agit d'huiles essentielles très volatiles - généralement des agrumes -, de couleur claire, à fréquence vibratoire élevée et ondes dirigées vers le haut. Elles favorisent la concentration, relèvent l'humeur et rafraîchissent.

Exemples : bergamote, cédrat, citron, lemongrass, mandarine, orange, orange sanguine, pamplemousse

Note de cœur – niveau de l'âme

Il s'agit d'huiles essentielles au parfum floral, à onde larges et ouvertes, ayant une action rassérénante et harmonisante en cas de soucis ; la plupart ont un effet fortifiant sur le système cardio-vasculaire et soignent la peau.

Exemples : géranium, lavande, néroli, rose, ylang-ylang

La mélisse, le myrte et le petit grain bigarade présentent des fréquences comparables.

Note de fond – niveau du corps

Il s'agit d'huiles essentielles à ondes profondes et concentriques, exhalant un parfum chaud et lourd de bois, d'écorce ou de résine et ayant une action stabilisante et tonifiante sur le psychisme. La plupart de ces huiles sont utilisées pour assainir l'atmosphère et agissent sur les poumons.

Exemples : arolle, bois de cèdre, bois de rose, bois de santal, encens, cyprès, épinette, pin sylvestre, pin des montagnes, patchouli, vétiver.

Description des Huiles essentielles

Aneth

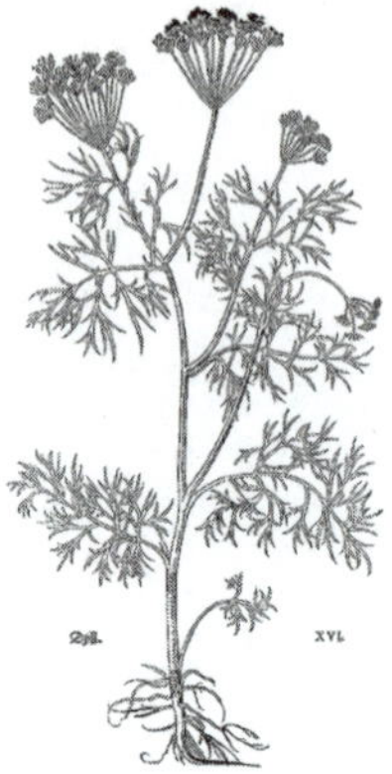

Nom latin	*Anethum graveolens*
Famille botanique	Ombellifères
Origine	Europe
Obtention	Distillation des feuilles ou des graines à la vapeur d'eau (330 kg de feuilles ou 50 kg de graines →1 l d'huile essentielle)
Composants	L-carvone, α-pinène, dipentène

Parfum

Puissant et épicé

Psyché

L'huile essentielle d'aneth s'emploie en cas d'énervement, de caprices, d'hyperactivité ou d'excitation sensorielle. Elle atténue l'hyperréactivité, fortifie le système nerveux, détend, rééquilibre et apporte calme et harmonie.

Indications

L'huile essentielle d'aneth tonifie le système digestif affaibli, a un effet antispasmodique, carminatif, apéritif et digestif en cas de troubles épigastriques, calme les irritations gastriques en cas de hoquet ou de vomissements, y compris durant la grossesse, et favorise la sécrétion lactée en période d'allaitement. Elle produit en outre un effet fluidifiant et anti-inflammatoire en cas de bronchite ou de grippe et est légèrement diurétique.

Diffusion

Versez une goutte dans un diffuseur d'arôme. Le parfum chaud et épicé qui se dégage alors, crée une atmosphère détendue, apaisante et harmonisante.

Inhalation

Versez une goutte dans une cuiller à soupe de miel, mélangez, puis mettez dans $^1/_4$ à $^1/_2$ l d'eau chaude et remuez. Cette inhalation fluidifiante est recommandée en cas d'infection des voies respiratoires supérieures, de rhume, de toux ou de mucosités.

Massage

Versez 1-2 gouttes dans 4-5 cuillers à soupe de support gras (par ex. de l'huile de camomille ou de millepertuis), mélangez et appliquez selon le cas sur la poitrine, le dos ou le ventre, en massant (massez la région du plexus solaire et de l'abdomen dans le sens des aiguilles d'une montre). Cette onction apaisante fluidifie les sécrétions en cas d'infection, et calme les troubles gastro-intestinaux.

Compresse

Versez 1-2 gouttes dans une cuiller à soupe de miel, mélangez, puis mettez dans $^1/_4$ à $^1/_2$ l d'eau et remuez. Ce traitement détend et soulage en cas de coliques ou de crispations dans la région gastro-intestinale.

Cuisine

L'huile essentielle d'aneth parfume agréablement salades, légumes, poissons et viandes. Mettez-en très peu ! une goutte mélangée à l'huile d'assaisonnement suffit.

Signe zodiacal Sagittaire • **Astre** Jupiter • **Élément** Air, feu • **Niveau vibratoire** Note de tête et note de cœur

Angélique

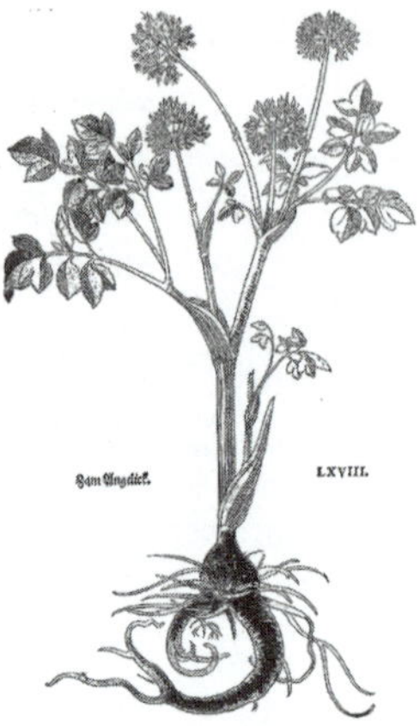

Nom latin *Angelica archangelica*

Famille botanique Ombellifères

Origine Europe septentrionale, Asie septentrionale, Groenland occidental, cultivée dans certaines régions d'Allemagne

Obtention Distillation à la vapeur d'eau des racines fraîches et broyées (260-330 kg de racines → 1 l d'huile essentielle)

Composants Principalement angélicine, bergaptène, deux furocoumarines, liaison de phellandrènes, térébangélène et autres terpènes (limonène).

Parfum

Aromatique et doux-amer

Psyché

L'huile essentielle d'angélique s'emploie en cas d'affaiblissement, d'agitation psychique, de nerfs « à vif », de manque d'assurance ou de pusillanimité. Son effet tonifiant donne du ressort et des forces, stabilise l'équilibre psychique et donne courage et confiance en soi.

Indications

L'huile essentielle d'angélique est réputée pour ses effets stomachiques et tonifiants en cas de constitution affaiblie ; elle remédie ainsi efficacement aux troubles digestifs accompagnés de ballonnements et aux coliques ; elle possède des propriétés fortifiantes, tonifiantes, antispasmodiques, hématopoïétiques et assainissantes. Elle est, en outre, indiquée en cas de nausées (mal des transports), de dysménorrhée, de troubles liés à la ménopause, d'énervement, de névralgies, de rhumatismes musculaires ou de paralysies. Enfin, ses propriétés anti-inflammatoires peuvent s'avérer utiles en cas de refroidissement, de toux (y compris du fumeur), d'infection ou de cystite.

Diffusion

Verser 3-4 gouttes dans un diffuseur d'arômes. Le parfum doux-amer qui se dégage alors fortifie les nerfs et détend. En cas de mal des transports, versez 1-2 gouttes dans le creux de la main, ou sur un mouchoir, et inhalez.

Massage

Versez 1-2 gouttes dans 4-5 cuillers à soupe de support gras (par ex. de l'huile de germe de blé ou de camomille), mélangez et appliquez selon le cas sur le dos, la poitrine, le ventre, les bras ou les jambes, en massant. Cette onction influe positivement sur les troubles gastro-intestinaux, les coliques, les infections et la toux, mais elle peut aussi s'avérer utile en cas de rhumatismes, de spasmes ou de symptômes paralytiques.
Le massage des zones réflexes des pieds au moyen de cette préparation permet de réduire l'agitation, tonifie et donne de l'énergie.

Compresse

Versez 1-2 gouttes dans une cuiller à soupe de miel, mélangez, puis mettez dans 1/4 à 1/2 l d'eau et remuez. Ce traitement a un effet résolutif en cas de problèmes cutanés et a un effet relaxant et antispasmodique en cas de troubles gastro-intestinaux ou de douleurs musculaires ou articulaires.

Bain complet

Versez 3-5 gouttes dans 2-3 cuillers à soupe de miel, mélangez, puis mettez dans l'eau et remuez. Ce bain bienfaisant et décontractant influe positivement sur les infections et le surmenage avec réactions nerveuses exagérées. Contre-indiqué en cas de fièvre.

Cuisine

La racine d'angélique confite sert à la fabrication de confiseries, de confitures, de compotes, pour l'assaisonnement des cornichons, des poissons et des mets à base de fromage blanc. On en fait aussi une liqueur.

Remarque

L'huile essentielle d'angélique ne doit pas être appliquée sur la peau juste avant l'exposition au soleil, car elle peut induire une photosensibilisation (apparition de taches brunes) et provoquer des irritations cutanées.

Signe zodiacal Scorpion • **Astre** Mars • **Élément** Terre, feu • **Niveau vibratoire** Note de fond

Anis vert et anis étoilé

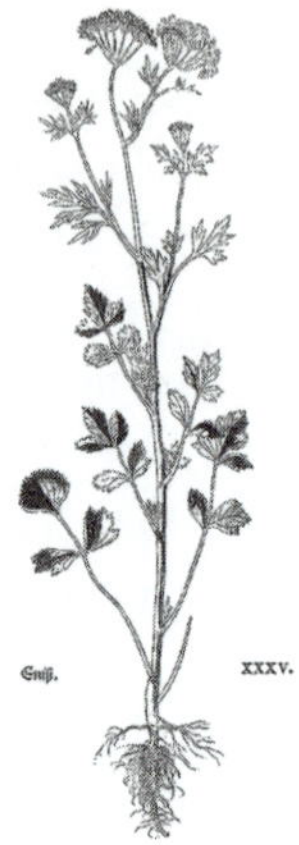

Nom latin *Pimpinella anisum, Illicium verum*

Famille botanique Ombellifères, magnoliacées

Origine Europe méridionale, Bassin méditerranéen, Asie

Obtention Distillation des graines (anis vert) ou des fruits (anis étoilé) à la vapeur d'eau (40-50 kg de masse végétale → 1 l d'huile)

Composants Anéthole pour 80-90 %, anisaldéhyde, acide anisique et méthylchavicol ainsi qu'amidon, sucre, choline, acide malique et résine

---

Parfum Intense, sucré et épicé

Psyché

L'huile essentielle d'anis s'emploie en cas d'angoisses non maîtrisables, de dépression, de solitude ou de dysharmonie psychique. Elle favorise l'optimisme, accroît l'adaptabilité, la flexibilité et la tolérance, assure l'équilibre intérieur et aide à combattre les cauchemars et l'insomnie.

Indications

L'huile essentielle d'anis agit de manière bénéfique sur les organes respiratoires. Elle a un effet fluidifiant et apaisant en cas de douleur dans la partie gauche du thorax irradiant jusqu'à l'épaule, d'infection avec encombrement des voies respiratoires supérieures, d'asthme ou de bronchite. Migraines, vertiges, éblouissements et excitation cardio-vasculaire dus à des troubles digestifs répondent également bien à son action. Elle facilite la diurèse en cas de problèmes excrétoires, combat les spasmes et les ballonnements en cas de troubles gastro-intestinaux, de colique ou de diarrhée liée à la percée dentaire. Elle soulage enfin la dysménorrhée et favorise la sécrétion lactée en période d'allaitement.

Diffusion

Versez 3-4 gouttes dans un diffuseur d'arômes. Le parfum sucré et aromatique qui se dégage alors, détend les nerfs, calme les angoisses, facilite l'endormissement et répand harmonie, équilibre et tolérance.

Massage

Versez 1-2 gouttes dans 4-5 cuillers à soupe de support gras (par ex. de l'huile de camomille ou de sésame), mélangez et appliquez selon le cas sur le visage, le front, la nuque, le dos, la poitrine, le ventre (massez la région du plexus solaire et de l'abdomen dans le sens des aiguilles d'une montre), en massant. Cette onction soulage les infections, les troubles digestifs, les ballonnements, les coliques, les céphalées et les spasmes.
Le massage des zones réflexes des pieds au moyen de cette préparation dénoue les contractures et stabilise le psychisme.

Cuisine

Les graines d'anis (pas l'huile essentielle !) parfument agréablement soupes, mets à base de courges, légumes, pâtisseries et liqueurs.

Vermine

L'infusion d'anis est très recommandée en cas de diarrhée liée à la percée dentaire chez l'enfant, mais aussi contre les puces, les poux de tête et de corps et les acariens.

Remarque

En raison de ses propriétés stupéfiantes, l'huile essentielle d'anis est réservée à l'usage externe. Ingérée, elle peut nuire au système nerveux, ralentir la circulation sanguine, affaiblir et raidir les muscles jusqu'à la paralysie, provoquer un afflux de sang au cerveau, un engourdissement, des irritations gastriques, des troubles rénaux et des symptômes analogues à ceux de l'alcoolisme. En outre, l'huile essentielle d'anis ne doit pas être appliquée sur la peau juste avant l'exposition au soleil car elle peut induire une photosensibilisation (apparition de taches brunes).

Signe zodiacal Balance • **Astre** Vénus • **Élément** Feu, eau • **Niveau vibratoire** Note de cœur

Arbre à thé – *Tea Tree*

Nom latin	*Melaleuca alternifolia*
Famille botanique	Myrtacées
Origine	Australie
Obtention	Distillation à la vapeur d'e des feuilles et ramilles (70 kg de masse végétale →1 l d'huile essentielle)
Composants	Dans les huiles de bonne qualité, principalement 1,8 cinéole (env. 5-10 %), terpinène-4-ol (env. 30 %) parmi 44 substances.

Parfum

Puissant et épicé

Psyché

L'huile essentielle de tea tree s'emploie en cas d'épuisement, d'affaiblissement psychique et physique, de nervosité ou d'agitation intérieure. Elle tonifie, détend, mobilise toutes les réserves de force et stabilise l'état de santé général.

Indications

L'huile essentielle de tea tree est un antiseptique puissant dont la réputation n'est plus à faire. Aussi constitue-t-elle un auxiliaire précieux dans toutes les circonstances de la vie. Elle est indiquée en cas d'acné, d'impuretés cutanées, d'eczéma, de plaies, de champignons, de lichen, de verrues, d'ulcérations, de boutons, d'herpès, d'éruptions cutanées, de brûlures, de parasites externes (acariens, poux, puces, tiques, etc.), de piqûres d'insectes, de prurigo, de psoriasis, de pellicules ou d'inflammation du cuir chevelu. Elle produit en outre un effet anti-inflammatoire en cas de grippe, de rhume, de sinusite, de pharyngite, d'amygdalite, de bronchite, de toux, de mucosités, d'enrouement, d'inflammation des muqueuses buccales, de parodontose, d'aphtes, de boutons de fièvre, de douleurs dues a un dentier ou à un appareil dentaire, ou de saignements gingivaux. Elle soulage les courbatures, les rhumatismes et les douleurs articulaires et combat l'inflammation en cas d'infection des voies urinaires excrétrices, de cystite ou d'affection gynécologique.

Diffusion

Versez 3-4 gouttes dans un diffuseur d'arômes. Le parfum aromatique qui se dégage alors désinfecte, rééquilibre, apaise et tonifie.

Inhalation

Versez 2-4 gouttes dans une cuiller à soupe de miel, mélangez et remuez dans $^1/_4$ à $^1/_2$ l d'eau chaude. La vapeur antiseptique ainsi produite combat l'inflammation en cas d'affection cutanée, d'acné ou d'impuretés et fluidifie les sécrétions en cas d'infection des voies respiratoires supérieures, de rhume, de toux, de laryngite, etc. L'inhalation doit se faire les yeux fermés en raison du risque d'irritation oculaire.

Massage

Versez 1-5 gouttes dans 4-5 cuillers à soupe de support gras (par ex. de l'huile de jojoba, de sésame ou de germe de blé), mélangez et appliquez selon le cas sur la poitrine, le dos, le front, le nez, les sinus maxillaires, derrière les oreilles, sur les épaules, le dos, le ventre (massez la région du plexus solaire et de l'abdomen dans le sens des aiguilles d'une montre), les muscles, les articulations ou toute autre zone cutanée en massant. Cette onction est recommandée en cas d'acné, d'affections cutanées, d'écorchures, d'érythème fessier du nourrisson, de croûtes de lait, d'abcès, de furoncle, de folliculite, de psoriasis, de prurigo, de mycose, d'herpès, de coupures, d'éraflures, de gelures, de coups de soleil, d'escarres ou de brûlures. Elle peut également s'avérer utile en cas d'infection des voies respiratoires, de céphalées, de rhume, de toux, de rhume des foins, d'otalgies, d'infection gastrique, de piqûres d'insectes, de courbatures, de névralgies, de douleurs articulaires, etc.
Le massage des zones réflexes des pieds au moyen de cette préparation favorise l'élimination des toxines et stimule le système immunitaire.

Compresse

Versez 3-6 gouttes dans une cuiller à soupe de miel, mélangez, puis mettez dans $^1/_4$ à $^1/_2$ l d'eau et remuez. Cette application antiseptique et analgésique est recommandée en cas d'affection cutanée, d'acné, d'impuretés, de brûlures et de douleurs musculaires ou articulaires.

Piqûres d'insectes

Pour soulager les démangeaisons et prévenir tout risque d'inflammation persistante, versez quelques gouttes sur un morceau de ouate et appliquez par petites touches sur la piqûre.

Brûlures

Appliquez quelques gouttes d'huile essentielle de tea tree non diluée, par petites touches, sur les parties à traiter et recommencez régulièrement jusqu'à ce que la douleur soit calmée. Une intervention rapide permet en général de limiter l'ampleur de l'inflammation.

Soins capillaires

En cas de problèmes du cuir chevelu, de pellicules, d'alopécie, de démangeaisons, d'eczéma, etc., versez 2-5 gouttes d'huile essentielle de tea tree dans un peu de shampooing, mélangez et lavez-vous les cheveux normalement. Laissez agir quelques minutes avant de rincer. Pour finir, frictionnez-vous la tête avec 10 ml d'eau additionnée de 2-4 gouttes d'huile essentielle. Continuez ce traitement jusqu'à diminution des symptômes.

Hygiène buccale

Versez 2-4 gouttes dans un verre d'eau tiède, remuez, puis rincez-vous la bouche et gargarisez-vous. Ce bain de bouche désodorisant, fluidifiant, antiseptique et anti-inflammatoire est recommandé en cas de mauvaise haleine, d'infection, de maux de gorge, de toux, de gingivite, d'aphtes, d'affection des muqueuses buccales, ou de douleurs dues à un dentier ou à un appareil dentaire. Une goutte sur la brosse à dents avant de se laver les dents a un effet antiseptique sur la denture et les gencives.

Bain complet

Versez 6-8 gouttes dans 2-3 cuillers à soupe de miel, mélangez, puis mettez dans l'eau et remuez. Ce bain régénérant est très utile en cas d'affection de la peau ou des muqueuses, d'acné, d'eczéma, de psoriasis, de prurigo, de grippe, d'inflammation génitale, d'affection gynécologique, d'infection des voies urinaires excrétrices (dans ces trois derniers cas, un bain de siège convient aussi), etc. Contre-indiqué en cas de fièvre.

Bain de pieds

Versez 3-4 gouttes dans 1-2 cuillers à soupe de miel, mélangez, puis mettez dans l'eau et remuez. Ce traitement désodorise, soigne les problèmes cutanés, les plaies et l'eczéma, et soulage les pieds et les jambes meurtris.

Ménage

Versez 4-6 gouttes dans un peu de savon liquide ou de produit d'entretien, mélangez, puis mettez dans l'eau de ménage et remuez, ou bien versez 3-4 gouttes dans le sac de l'aspirateur ou dans l'encaustique destinée aux meubles. Pour désinfecter la chambre d'un malade, versez 15-20 gouttes d'huile essentielle de tea tree dans 200 ml d'eau chaude, versez le tout dans un vaporisateur, agitez et vaporisez plusieurs fois par jour.

Soins vétérinaires

Pour éliminer ou prévenir les parasites externes, préparez $^{1}/_{4}$ l d'eau additionnée d'1-10 gouttes d'huile essentielle de tea tree et frictionnez-en le poil de l'animal. Si celui-ci ne supporte pas l'eau, imbibez un morceau de ouate de quelques gouttes non diluées et appliquez par petites touches ou servez-vous de vos doigts. En tant que mesure préventive, cette opération éloigne les poux et les tiques. Pour le bain, shampouinez l'animal avec le produit habituel additionné de 3-10 gouttes d'huile essentielle. En cas de plaie, de blessure ou d'eczéma, appliquez 3-4 cuillers à soupe de support gras (par ex. de l'huile de camomille ou de calendula) additionnées de 1-5 gouttes d'huile essentielle ou une pommade au tea tree du commerce.

Remarque

Mieux vaut ne pas appliquer l'huile essentielle de tea tree non diluée sur la peau, car elle peut provoquer des irritations. Cette mise en garde concerne en particulier les nourrissons, les jeunes enfants et les personnes à peau sensible. Dans tous les cas, il est préférable de la diluer dans une huile végétale ou d'utiliser une lotion ou une pommade du commerce.

Signe zodiacal Vierge • **Astre** Mercure • **Élément** Air, feu, un peu terre • **Niveau vibratoire** Note de fond

Armoise

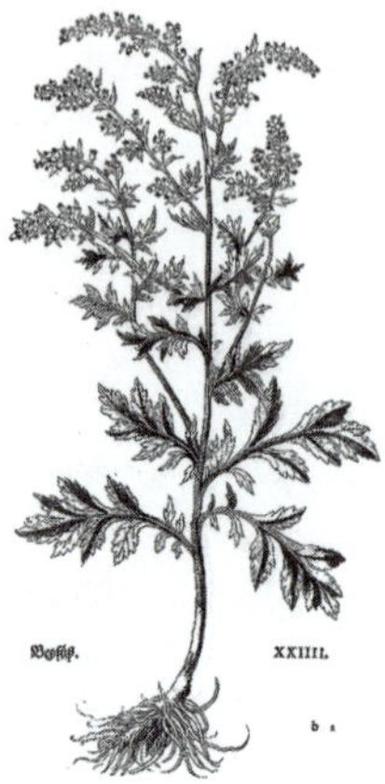

Nom latin *Artemisia vulgaris*

Famille botanique Astéracées

Origine Europe, Asie septentrionale, Amérique

Obtention Distillation des parties aériennes fraîches à la vapeur d'eau (env. 500 kg de masse végétale →1 l d'huile)

Composants Principalement inuline, tanin, résine, cinéole, paraffine et aldéhydes.

Parfum

Aromatique et légèrement épicé

Psyché

L'huile essentielle d'armoise s'emploie en cas d'irritation, de spasmes, après une frayeur, une excitation violente, en cas de sommeil entrecoupé ou de parasomnie, de vertiges ou de troubles mnésiques. Elle calme le système nerveux et apporte calme, harmonie et humeur pacifique.

Indications

L'huile essentielle d'armoise est indiquée en cas de problèmes cutanés, pour améliorer l'irrigation de la peau et stimuler la circulation dans les jambes et les pieds. Elle a un effet antispasmodique en cas de céphalées, de douleurs dans les membres ou les articulations, de troubles menstruels (notamment aménorrhée et règles irrégulières) ou d'épilepsie. Elle possède aussi des propriétés digestives, carminatives et stomachiques, calme les aigreurs, les troubles hépatiques, biliaires ou intestinaux et influe positivement sur le taux de glycémie. Ses propriétés hématopoïétiques sont utiles en cas d'anémie ou de faiblesse générale.

Diffusion

Versez 3-4 gouttes dans un diffuseur d'arômes. Le parfum doux et aromatique qui se dégage alors, a un effet antispasmodique et relaxant, favorise la concentration et répand l'harmonie.

Massage

Versez 1-2 gouttes dans 4-5 cuillers à soupe de support gras (par ex. de l'huile de millepertuis, de noix de macadamia ou de sésame), mélangez et appliquez selon le cas sur le visage, les tempes, la nuque, l'épigastre et le ventre, les muscles ou les articulations, en massant. Cette onction décrispe et permet de lutter efficacement contre les céphalées, les douleurs dans les membres ou les articulations, les troubles gastro-intestinaux et les troubles menstruels. L'utilisation de cette huile en réflexologie des pieds permet d'éviter l'hyperréactivité et d'augmenter le tonus général.

Compresse

Versez 1-2 gouttes dans une cuiller à soupe de miel, mélangez, puis mettez dans $^1/_4$ à $^1/_2$ l d'eau et remuez. Ce traitement améliore l'irrigation des peaux fatiguées et flétries, et a un effet antispasmodique en cas de crampes ou de contractures.

Bain complet

Versez 4-6 gouttes dans 2-3 cuillers à soupe de miel, mélangez, puis mettez dans l'eau et remuez. Ce bain relaxant améliore l'irrigation de la peau, calme les sens surexcités et augmente le tonus général. Contre-indiqué en cas de fièvre.

Bain de pieds

Versez 1-3 gouttes dans une cuiller à soupe de miel, mélangez, puis mettez dans l'eau et remuez. Ce bain hyperémiant est un bienfait pour les jambes et les pieds fatigués ou meurtris.

Cuisine

L'armoise relève agréablement les viandes grasses, comme l'oie ou le canard, mais, pour éviter tout risque de surdosage, mieux vaut ne pas l'utiliser sous forme d'huile essentielle.

Remarque

L'huile essentielle d'armoise est contre-indiquée durant la grossesse.

Signe zodiacal Scorpion • **Astre** Mars • **Élément** Terre • **Niveau vibratoire** Note de fond

Arolle

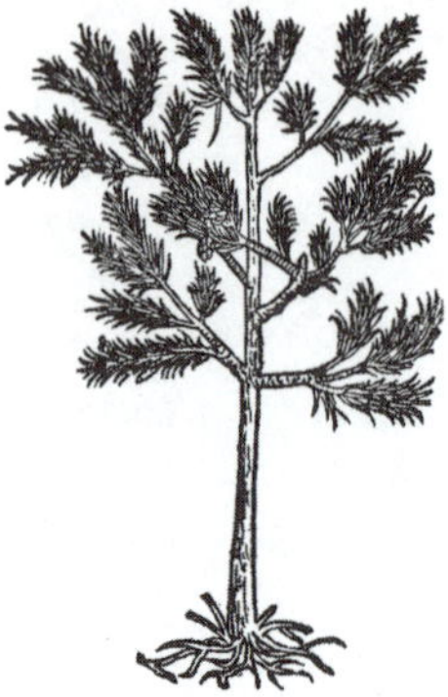

Nom latin *Pinus cembra*

Famille botanique Abiétacées

Origine Alpes, Carpates, Sibérie, entre 1 500 m et 2 500 m d'altitude

Obtention Distillation des aiguilles à la vapeur d'eau (100 kg d'aiguilles →1 l d'huile essentielle)

Composants Camphène, pinène, acide résinique

Parfum

De résine, frais et léger

Psyché

L'huile essentielle d'arolle s'emploie en cas d'épuisement psychique et physique, d'asthénie et d'apathie. Elle clarifie, renforce l'équilibre psychique, apporte énergie, endurance et constance, donne de l'assurance et renforce la confiance en soi.

Indications

L'huile essentielle d'arolle est indiquée en cas de symptômes de refroidissement, de sinusite, d'amygdalite, de pharyngite, de laryngite, de toux, de bronchite ou d'asthme. Elle stimule le système immunitaire, facilite la respiration et diminue les risques d'infection. Par ailleurs, elle chasse les insectes. C'est l'une des huiles essentielles les plus thérapeutiques, et elle convient tout particulièrement aux personnes qui, sortant peu, souffrent d'un manque d'oxygène.

Diffusion

Versez 3-4 gouttes dans un diffuseur d'arômes. Le parfum frais qui se dégage alors crée une atmosphère limpide, gaie et sereine, fortifie le corps et l'esprit et redonne confiance en soi. C'est un antiseptique aérien puissant.

Inhalation

Versez 1-3 gouttes dans une cuiller à soupe de miel, mélangez et remuez dans 1/4 à 1/2 l d'eau chaude. La vapeur ainsi produite fluidifie les sécrétions en cas d'infection des voies respiratoires supérieures, de rhume, de toux, d'enrouement ou d'angine.

Sauna

L'huile essentielle d'arolle convient parfaitement pour le sauna. Versez 3-6 gouttes dans l'eau du seau et aspergez-en les braises.

Massage

Versez 1-3 gouttes dans 4-5 cuillers à soupe de support gras (par ex. de l'huile de germe de blé ou d'avocat), mélangez et appliquez selon le cas sur le front, le nez, la poitrine, le dos ou toute autre zone cutanée, en massant. Cette onction a un effet fluidifiant en cas d'infection, elle facilite la respiration et stimule le système immunitaire. Le massage des zones réflexes des pieds au moyen de cette préparation combat l'épuisement et l'apathie, augmente le tonus général et stimule les défenses naturelles de l'organisme.

Compresse

Versez 1-3 gouttes dans une cuiller à soupe de miel, mélangez, puis mettez dans 1/4 à 1/2 l d'eau et remuez. Cette application stimule l'irrigation des tissus en cas de rhumatismes et facilite la respiration en cas de grippe.

Bain complet

Versez 3-6 gouttes dans 2-3 cuillers à soupe de miel, mélangez, puis mettez dans l'eau et remuez. Ce bain relaxant favorise le processus de guérison en cas de problèmes circulatoires, musculaires ou articulaires ou de grippe et fortifie le corps et l'esprit. Contre-indiqué en cas de fièvre.

Ménage

Versez 2-3 gouttes dans un peu de savon liquide ou de produit d'entretien, mélangez, puis mettez dans l'eau de ménage et remuez, ou bien versez 2-3 gouttes dans l'encaustique destinée aux meubles ou dans le sac de l'aspirateur. Le parfum frais et agréable de l'arolle assainira l'air de vos pièces.

Signe zodiacal Capricorne • **Astre** Saturne • **Élément** Terre, un peu feu • **Niveau vibratoire** Note de tête

Basilic

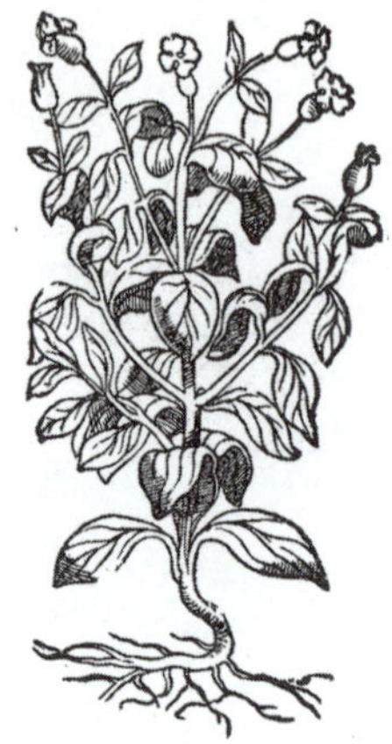

Nom latin	*Ocimum basilicum*
Famille botanique	Lamiacées
Origine	Europe, Asie, Amérique, Afrique
Obtention	Distillation des sommités fleuries à la vapeur d'eau (600-1000 kg de masse végétale → 1 l d'huile essentielle)
Composants	Principalement camphre, cinéole, estragol (ou méthylchavicol), eugénol, linalol et pinène.

Parfum

Puissant et épicé

Psyché

L'huile essentielle de basilic s'emploie en cas de morosité, de mélancolie ou d'abattement, accompagnés d'épuisement, d'insomnie et de blocages psychologiques. En rapport avec la sphère spirituelle, elle influe positivement sur la mémoire, l'intelligence, la flexibilité et la diplomatie. En outre, elle fortifie les nerfs, rééquilibre, harmonise et améliore la qualité du sommeil.

Indications

L'huile de basilic est indiquée en cas d'affection des voies respiratoires supérieures, de rhume de cerveau, de sinusite, d'affection pulmonaire, de toux, de bronchite et de coqueluche, mais aussi contre les ballonnements, les crampes gastriques ou intestinales, les vomissements continus, le hoquet ou la constipation passagère. Elle augmente le tonus cérébral, cardiaque et nerveux, nettoie l'utérus, facilite la délivrance et favorise la sécrétion lactée. Elle convient aussi en cas de catarrhe muqueuse, de cystite chronique, d'affections de l'appareil urogénital, d'impuissance ou de troubles liés à la ménopause. Par ailleurs, elle s'est avérée efficace comme anti-inflammatoire et antiseptique dans le traitement des abcès et des furoncles. En outre, ses propriétés neurotoniques sont utiles en cas de paralysie. Elle soulage enfin les démangeaisons provoquées par les piqûres d'insectes et elle a un effet répulsif.

Diffusion

Versez 3-4 gouttes de basilic dans un diffuseur d'arômes. Le parfum qui se dégage alors déstresse, stimule les facultés intellectuelles, reconstitue, apaise et renforce les défenses immunitaires.

Inhalation

Versez 1-2 gouttes dans une cuiller à soupe de miel, mélangez et remuez dans $^1/_4$ à $^1/_2$ l d'eau chaude. Cette inhalation a un effet fluidifiant et antiseptique en cas d'infection des voies respiratoires supérieures ou de bronchite.

Massage

Versez 1-2 gouttes dans 4-5 cuillers à soupe de support gras (par. ex. de l'huile de millepertuis ou de camomille), mélangez et appliquez selon le cas à la base du nez, sur le front, la nuque, la poitrine, le dos ou le ventre en massant (massez la région du plexus solaire et de l'abdomen dans le sens des aiguilles d'une montre). Cette onction soulage en cas d'infection, de troubles gastro-intestinaux, de symptômes paralytiques ou de piqûres d'insectes, et elle a un effet régulateur en cas de déséquilibre hormonal, d'impuissance, de syndrome ménopausique ou après une hystérectomie élargie. Le massage des zones réflexes des pieds au moyen de cette préparation déstresse et fortifie le système nerveux.

Compresse

Versez 1-2 gouttes dans une cuiller à soupe de miel ; mélangez, puis mettez dans $^1/_4$ à $^1/_2$ l d'eau et remuez. Ce traitement a un effet vulnéraire, analgésique, anti-inflammatoire et sédatif en cas de troubles gastro-intestinaux, de nervosité, de troubles liés à la ménopause, d'abcès ou de furoncles.

Hygiène buccale

Versez 1-2 gouttes dans un verre d'eau tiède, remuez, puis rincez-vous la bouche et gargarisez-vous. Ce bain de bouche désodorise l'haleine et a un effet fluidifiant et antiseptique en cas d'infection.

Bain complet

Versez 4-6 gouttes dans 2-3 cuillers à soupe de miel, mélangez, puis mettez dans l'eau et remuez. Ce bain relaxant, anti-inflammatoire, fortifiant et équilibrant est recommandé en cas d'infection ou de stress. Contre-indiqué en cas de fièvre.

Cuisine

L'huile essentielle de basilic parfume agréablement soupes, légumes, viandes, poissons, salades, crudités et marinades. Mettez-en très peu ! une goutte mélangée à un peu d'huile végétale suffit.

Soins vétérinaires

Pour désinfecter la niche ou le panier, préparez 1/2 l d'eau additionnée d'env. 5-10 gouttes d'huile essentielle de basilic mélangées à une cuiller à soupe de vinaigre, secouez bien, puis servez-vous-en pour laver à l'éponge ou vaporisez au moyen d'un pulvérisateur.

Remarque

L'huile essentielle de basilic est contre-indiquée pendant la grossesse et chez les épileptiques.

Signe zodiacal Scorpion • **Astre** Mars • **Élément** Feu et terre • **Niveau vibratoire** Note de fond légère

Baume de copaïba

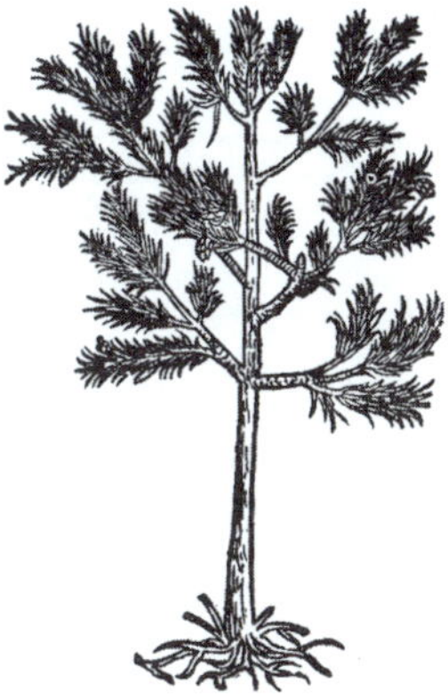

Nom latin	*Copaifera reticulata*
Famille botanique	Césalpiniacées
Origine	Amérique centrale et Amérique du Sud
Obtention	Distillation à vapeur d'eau de la résine (env. 25-30 kg de résine →1 l d'huile essentielle)
Composants	α- et β-caryophyllène, cadinène, copaène

Parfum Balsamique, fin et épicé

Psyché

L'huile essentielle de baume de copaïba s'emploie en cas d'état général diminué, d'humeur irritée, d'hyperactivité, d'hypersensibilité ou de sommeil entrecoupé. Elle tonifie le système nerveux éprouvé, stabilise le psychisme, donne de l'énergie et de la force, détend et égaie.

Indications

L'huile essentielle de baume de copaïba est indiquée en cas de sensibilité et d'irritations cutanées, de rougeurs, de prurit eczémateux ou autres problèmes de peau. Elle a un effet anti-inflammatoire, notamment sur les muqueuses des voies respiratoires. Aussi est-elle préconisée en cas de dessèchement ou de congestion des muqueuses nasales, d'infection des sinus ou du pharynx, de bronchite muqueuse, de toux grasse ou de maux de gorge. Elle est également indiquée contre les ballonnements, les troubles digestifs accompagnés de difficultés pour aller à la selle, et les inflammations dans la région uro-génital. On peut enfin l'utiliser dans le traitement des céphalées occipitales et frontales, surtout lorsqu'elles sont situées du côté droit.

Diffusion

Versez 3-4 gouttes dans un diffuseur d'arôme. Le parfum discret et aromatique qui se dégage alors, crée une atmosphère relaxante et rassérénante, fortifie et revitalise.

Inhalation

Versez 1-3 gouttes dans une cuiller à soupe de miel, mélangez, puis mettez dans $^{1}/_{4}$ à $^{1}/_{2}$ l d'eau chaude et remuez. Cette inhalation fluidifiante et antiseptique est recommandée en cas d'infection des voies respiratoires supérieures, de rhinite, de sinusite, de laryngite ou de bronchite.

Massage

Versez 1-3 gouttes dans 4-5 cuillers à soupe de support gras (par ex. de l'huile de camomille ou de cumin), mélangez et appliquez selon le cas sur le front, le nez, la poitrine, le dos ou le ventre (massez la région du plexus solaire et de l'abdomen dans le sens des aiguilles d'une montre), les membres, ou toute autre zone cutanée, en massant. Cette onction est recommandée en cas de problèmes cutanés, d'infection, de céphalées, de sinusite, de spasmes ou de contractures.
Le massage des zones réflexes des pieds au moyen de cette préparation réduit la fragilité psychique, redonne des forces et stimule les défenses immunitaires.

Compresse

Versez 1-4 gouttes dans une cuiller à soupe de miel, mettez dans $^{1}/_{4}$ à $^{1}/_{2}$ l d'eau et remuez. Cette application apaisante et résolutive est recommandée en cas d'irritation ou de lésions cutanées. Elle produit en outre un effet relaxant et antispasmodique en cas de céphalées ou de spasmes gastro-intestinaux.

Hygiène buccale

Versez 1/2 cuiller à café de vinaigre de fruit additionnée de 1-2 gouttes d'huile essentielle de baume de copaïba dans un verre d'eau tiède, remuez, puis rincez-vous la bouche et gargarisez-vous. Ce bain de bouche antiseptique et vulnéraire est recommandé en cas de pharyngite, de problèmes gingivaux ou de douleurs provoquées par un dentier ou un appareil dentaire.

Bain complet

Versez 4-6 gouttes dans 2-3 cuillers à soupe de miel, mélangez, puis mettez dans l'eau et remuez. Ce bain réparateur reconstitue, fortifie, soulage les irritations cutanées et détend. Contre-indiqué en cas de fièvre.

Signe zodiacal Vierge • **Astre** Mercure • **Élément** Air, un peu eau • **Niveau vibratoire** Note de fond

Bay

Nom latin *Pimenta acris*

Famille botanique Myrtacées

Origine Asie ; St. Thomas, îles Vierges

Obtention Distillation des feuilles et des ruits à la vapeur d'eau (100 kg de masse végétale →1 l d'huile essentielle)

Composants Phénols (chavicol, eugénol, méthyleugénol) pour 60-70 %, myrcène, phellandrène et un peu de citral

Parfum

Chaud et épicé, évoquant le clou de girofle

Psyché

L'huile essentielle de bay s'emploie en cas d'épuisement nerveux, de surmenage et d'affaiblissement. Elle reconstitue et tonifie les fonctions psychiques et physiques, stimule le potentiel de force, redonne espoir, rend optimiste et apporte harmonie et équilibre.

Indications

L'huile essentielle de bay est souvent utilisée en cosmétique en raison de son effet tonifiant et régénérant. Elle convient particulièrement aux peaux fatiguées ou nécessitant traitement, ainsi qu'en cas d'acné, d'impuretés ou de problèmes de pousse capillaire. Ses propriétés antiseptiques sont utiles en cas de grippe et de troubles pharyngés, bronchiques ou digestifs. Ses propriétés tonifiantes en font aussi un excellent fortifiant.

Diffusion

Versez 3-4 gouttes dans un diffuseur d'arôme. Le parfum doux et âpre qui se dégage alors, a un effet antiseptique, tonifiant, apaisant, équilibrant et harmonisant.

Massage

Versez 1-2 gouttes dans 4-5 cuillers à soupe de support gras (par ex. de l'huile de noix de macadamia ou de sésame) ; mélangez et appliquez selon le cas sur le visage, la poitrine ou le dos, en massant. Cette onction est particulièrement recom-

mandée en cas d'impuretés cutanées ou de peau fatiguée et flétrie. Elle régénère et fortifie les tissus fatigués et stressés, et a un effet anti-inflammatoire, y compris en cas de grippe.
Le massage des zones réflexes des pieds réduit l'état de faiblesse, tonifie le système nerveux et augmente le tonus général.

Soins capillaires

Versez 2-3 gouttes dans un peu de shampooing, mélangez et lavez-vous les cheveux normalement. Laissez agir quelques minutes avant de rincer. En cas de cheveux fragiles, ternes et cassants, de chute ou de problèmes de pousse, prolongez ce traitement suffisamment longtemps.

Bain complet

Versez 3-6 gouttes dans 2-3 cuillers à soupe de miel, mélangez, puis mettez dans l'eau et remuez. Ce bain relaxant et bienfaisant soulage les problèmes cutanés, stimule les défenses immunitaires en cas d'infection, et fortifie le système nerveux en cas de stress. Contre-indiqué en cas de fièvre.

Signe zodiacal Sagittaire • **Astre** Jupiter • **Élément** Terre, feu • **Niveau vibratoire** Note de fond

Bergamote

Nom latin	*Citrus aurantium bergamia*
Famille botanique	Rutacées
Origine	Italie, Europe méridionale, Afrique
Obtention	Expression à froid du zeste frais et vert (200 kg de zeste →1 l d'huile essentielle)
Composants	Principalement acétate de linalyle (jusqu'à 50 %), bergamotine, d-limonène et linalol.

Parfum Citronné, fin et suave

Psyché

L'huile essentielle de bergamote s'emploie en cas d'instabilité psychique, d'angoisses ou de désarroi. Elle apporte sérénité, assurance et confiance en soi. Ses propriétés antidépressives, équilibrantes et harmonisantes renforcent le potentiel des forces psychiques, apportent courage et confiance en soi et favorisent la concentration et l'envie d'entreprendre.

Indications

L'huile essentielle de bergamote est souvent utilisée dans les cosmétiques en raison de ses propriétés dermoprotectrices et désodorisantes. Ses effets raffermissants et régénérants conviennent très bien aux peaux fatiguées, abîmées ou nécessitant un traitement. Elle peut aussi s'avérer utile contre la cellulite, les vergetures et les varices. Elle est enfin recommandée en cas de fièvre, de symptômes grippaux, de manque d'appétit, de troubles gastro-intestinaux ou de parasitose.

Diffusion

Versez 3-4 gouttes dans un diffuseur d'arômes. Le parfum suave et fruité qui se dégage alors, agit positivement sur la dépression, remonte le moral, combat la cyclothymie, déstresse et harmonise.

Générateur de vapeur

L'huile essentielle de bergamote se prête très bien aux bains de vapeur. Elle réveille, rafraîchit et retend la peau.

Massage

Versez 1-2 gouttes dans 4-5 cuillers à soupe de support gras (par ex. de l'huile d'avocat ou de jojoba), mélangez et appliquez sur la peau en massant. Cette onction nettoie et retend la peau fatiguée, ridée ou capitonnée par la cellulite. Elle reconstitue, rafraîchit et harmonise. Le massage des zones réflexes des pieds au moyen de cette préparation atténue les crises psychiques et aide à aller de l'avant.

Compresse

Versez 1-2 gouttes dans une cuiller à soupe de miel, mélangez dans $^1/_4$ à $^1/_2$ l d'eau et remuez. Effet agréable et régénérant sur les peaux fatiguées, flétries ou stressées.

Hygiène buccale

Versez 1-2 gouttes dans un verre d'eau, remuez, puis rincez-vous la bouche et gargarisez-vous. Ce bain de bouche désodorise en cas de mauvaise haleine et combat l'inflammation en cas de problèmes gingivaux.

Bain complet

Versez 2-4 gouttes dans 2-3 cuillers à soupe de miel, mélangez, puis mettez dans l'eau et remuez. Produit un effet remontant en cas de crise psychique, et tonifiant et immunostimulant en cas d'infection. Régénère et détend le corps et l'esprit.

Cuisine

L'huile essentielle de bergamote parfume agréablement les boissons rafraîchissantes, le thé (c'est elle qui sert pour le Earl Grey), les jus de fruits, les limonades et les desserts, tels que salades fruit, compotes ou fromage blanc. Mettez-en très peu ! 1-2 gouttes mélangées à une cuiller à soupe de miel suffisent.

Désinfection des locaux

Versez un peu de savon liquide ou de produit d'entretien additionné de 2-3 gouttes d'huile essentielle de bergamote dans l'eau de ménage et remuez. Celle-ci communiquera à vos pièces un parfum agréable, frais et rassérénant.

Remarque

N'utilisez pas l'huile essentielle de bergamote juste avant de vous exposer au soleil, car elle peut induire une photosensibilisation (apparition de taches brunes sur la peau). En outre, une réaction allergique n'est pas impossible si vous avez la peau sensible. Aussi mieux vaut-il la tester diluée avant de s'en servir.

Signe zodiacal Gémeaux • **Astre** Mercure, soleil • **Élément** Air, un peu feu • **Niveau vibratoire** Note de tête

Bois de cèdre

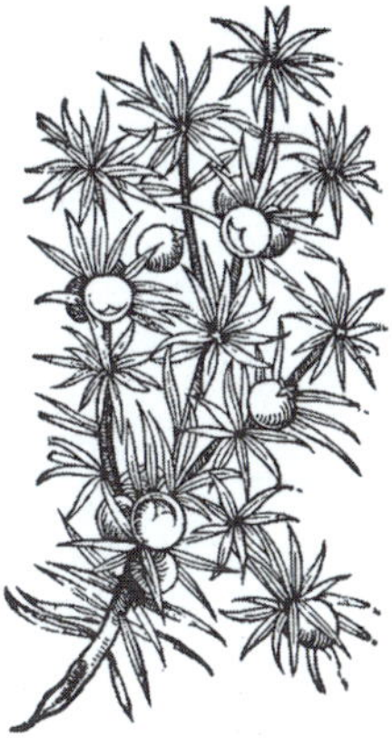

Nom latin *Cedrus atlantica, Juniperus virginiana*

Famille botanique Abiétacées, cupressacées

Origine Europe méridionale, Afrique du Nord, Amérique du Nord et Amérique centrale

Obtention Distillation à la vapeur d'eau du bois broyé (35-40 kg de bois →1 l d'huile essentielle)

Composants *Cedrus atlantica* : hydrocarbures terpéniques, un peu de cédrol, sesquiterpènes, notamment du cadinène
Juniperus virginiana : phénols (créosol et gaiacol), sesquiterpènes (cadinène) et terpènes

Parfum Boisé et épicé

Psyché

L'huile essentielle de bois de cèdre s'emploie en cas de dépression, de nervosité, d'angoisses ou de manque de courage. Ses propriétés fortifiantes redonnent espoir, assurance, énergie et endurance. Elle stabilise l'équilibre psychique et physique, harmonise et calme les nerfs à vif, renforce la confiance en soi, aiguise le sens de l'orientation, rend service en cas d'indécision et aide à discerner les différentes possibilités qui s'offrent à soi.

Indications

En raison de ses propriétés très antiseptiques, l'huile essentielle de bois de cèdre est indiquée dans le traitement de nombreux problèmes cutanés, tels qu'acné, eczéma, peau sèche ou présentant des impuretés, psoriasis, plaies, irritations, boutons d'herpès ou éruptions cutanées. Elle calme les démangeaisons provoquées par les piqûres d'insectes et apaise la peau irritée. Elle peut également s'avérer efficace en cas de pellicules ou d'alopécie. On lui attribue en outre des vertus aphrodisiaques. Cette huile essentielle stimule aussi le système immunitaire en cas de grippe, de rhume, de bronchite muqueuse, d'angine ou d'infection de la vessie ou des voies urinaires. Elle permet enfin de lutter contre les parasites externes et les mites.

Diffusion

Versez 3-4 gouttes dans un diffuseur d'arômes. Le parfum épicé qui se dégage alors, aseptise l'air, chasse les insectes, apaise les angoisses, combat la dépression et renforce l'assurance et la confiance en soi.

Massage

Versez 1-2 gouttes dans 4-5 cuillers à soupe de support gras (par ex. de l'huile de jojoba, de germe de blé ou de noix de macadamia), mélangez et appliquez selon le cas sur le front, les sinus, la poitrine, le dos, le ventre, ou toute autre zone cutanée, par petites touches, et frictionnez délicatement. Cette application est recommandée en cas de lésions cutanées, d'eczéma, de psoriasis, de peau sèche, de piqûres d'insectes, d'infection, de bronchite, de rhume ou de mucosités.
En stimulant l'élimination des toxines et des déchets métaboliques, le massage des zones réflexes des pieds au moyen de cette préparation favorise la détumescence des œdèmes et stabilise l'équilibre psychique.

Compresse

Versez 1-2 gouttes dans une cuiller à soupe de miel, mélangez, puis mettez dans $^1/_4$à $^1/_2$ l d'eau et remuez. Cette application est recommandée en cas d'inflammation, d'acné ou de peau sèche.

Soins capillaires

En cas de pellicules, d'alopécie ou de démangeaison du cuir chevelu, versez 2-4 gouttes dans un peu de shampooing, mélangez et lavez-vous les cheveux normalement. Laissez agir quelques minutes avant de rincer. Après le séchage, et régulièrement entre deux shampooings, versez 3-5 gouttes dans 20 ml d'eau, secouez bien et frictionnez-vous le crâne. À utiliser en cures pour obtenir les résultats escomptés.

Ménage

Contre les mites, versez quelques gouttes d'huile essentielle de bois de cèdre sur un morceau de ouate que vous mettrez dans un coquetier ou une petite soucoupe et placerez dans l'armoire à vêtements, ou bien aspergez régulièrement vos sujets en bois de cèdre antimites.

Remarque

L'huile essentielle de bois de cèdre est réservée à l'usage externe. Elle est contre-indiquée durant la grossesse et chez les personnes épileptiques. La thujone entrant dans sa composition peut irriter les nerfs.

Signe zodiacal Vierge • **Astre** Mercure • **Élément** Terre, un peu feu • **Niveau vibratoire** Note de fond

Bois de rose

Nom latin	*Aniba roseaodora*
Famille botanique	Lauracée
Origine	Amérique du Sud, tropiques
Obtention	Distillation à la vapeur du bois broyé (100 kg de bois → 1 l d'huile essentielle)
Composants	Linalol pour 70-80 %

Parfum

De rose, chaud et puissant

Psyché

L'huile essentielle de bois de rose s'emploie en cas de stress, d'hyperréactivité ou d'instabilité psychique. Elle renforce la confiance en soi, donne de l'assurance, stimule la créativité et l'envie d'entreprendre, et favorise la prise de décisions réalistes (recommandée lors des entretiens d'embauche). Ses propriétés à la fois stimulantes, harmonisantes et relaxantes en font un auxiliaire très polyvalent, constituant une aide précieuse dans beaucoup de cas.

Indications

L'huile essentielle de bois de rose entre dans la composition de nombreux produits cosmétiques en raison de son parfum, ainsi que de ses propriétés astringentes et tonifiantes. Réputée pour son action préventive sur les rides et les vergetures, elle convient particulièrement bien aux peaux sèches, fatiguées, flétries ou abîmées. Elle rafraîchit le teint et assouplit l'épiderme tout en le lissant. Par ailleurs, elle combat les spasmes en cas de tensions musculaires ou de surmenage physique, reconstitue et active les forces physiques et psychiques et permet de surmonter plus rapidement les phases d'épuisement.

Diffusion

Versez 3-4 gouttes dans un diffuseur d'arômes. Le parfum suave et aromatique qui se dégage alors fortifie les nerfs, combat la dépression et favorise la présence d'esprit au moment opportun.

Massage

Versez 1-2 gouttes dans 4-5 cuillers à soupe de support gras (par ex. de l'huile de jojoba ou d'amande douce), mélangez et appliquez sur la peau en massant. Cette onction stimule les fonctions cutanées, active et retend la peau et renforce le tissu conjonctif. Elle est également recommandée pour prévenir les rides, la cellulite et les vergetures, ainsi qu'en cas de tensions musculaires et pour augmenter le tonus général.

Le massage des zones réflexes des pieds au moyen de cette préparation apaise les angoisses, combat l'instabilité psychique et permet de retrouver assurance et confiance en soi.

Compresse

Versez 1-3 gouttes dans une cuiller à soupe de miel, mélangez, puis mettez dans $^1/_4$ à $^1/_2$ l d'eau et remuez. Cette application régénérante et tonifiante est recommandée en cas de problèmes cutanés et contre les rides.

Bain complet

Versez 3-6 gouttes dans 2-3 cuillers à soupe de miel, mélangez, puis mettez dans l'eau et remuez. Ce bain tonifiant fortifie le système nerveux, stimule les forces psychiques et physiques et augmente le tonus général. Contre-indiqué en cas de fièvre.

Remarque

L'huile essentielle de bois de rose est réservée à l'usage externe.

Signe zodiacal Vierge • **Astre** Mercure • **Élément** Terre, eau • **Niveau vibratoire** Note de fond légère

Bois de santal

Nom latin *Santalum album*

Famille botanique Santalacées

Origine Inde, Malaisie

Obtention Distillation à la vapeur d'eau du bois de santal blanc, (arbre semi-parasitique à feuilles persistantes), frais et broyé, âgé de plus de 40 ans (20-25 kg de masse végétale → 1 l d'huile essentielle épaisse)

Composants Alcools terpéniques, santanol et différents fusanols pour env. 80 %, acide santalique, acide térésantalique et carbones

Parfum

Boisé, doucereux et balsamique

Psyché

L'huile essentielle de bois de santal s'emploie en cas de difficultés d'adaptation, d'agressivité, d'angoisses, d'égoïsme ou de jalousie. Elle défait les crispations psychiques, fortifie et apaise le système nerveux, stimule la libido, euphorise, régularise l'humeur, entraîne joie et harmonie, stimule l'imagination et la créativité et facilite le passage du plan sexuel au plan spirituel.

Indications

L'huile essentielle de bois de santal est souvent utilisée en cosmétique en cas de sécheresse cutanée, d'acné, d'eczéma ou d'impuretés. Elle fluidifie les sécrétions et combat l'inflammation en cas d'infection des voies respiratoires supérieures, de maux de gorge, de hoquets, d'enrouement, de troubles gastro-intestinaux, de nausées, de vomissements ou de diarrhées.

Diffusion

Versez 3-4 gouttes dans un diffuseur d'arômes. Le parfum chaud et sensuel qui se dégage alors, harmonise, décrispe, stimule la libido et favorise la créativité.

Massage

Versez 1-3 gouttes dans 4-5 cuillers à soupe de support gras (par ex. de l'huile de jojoba ou de noix de macadamia), mélangez et appliquez selon le cas sur la poitrine, le dos, l'épigastre, le ventre (massez la région du plexus solaire et de l'abdomen dans le sens des aiguilles d'une montre), ou toute autre zone cutanée, en massant. Cette onction est recommandée en cas de problèmes cutanés, de dessèchement, d'eczéma, d'abcès, d'infection des voies respiratoires supérieures, de toux, de mucosités, de troubles gastro-intestinaux ou d'infection urinaire. Elle augmente en outre le tonus général. Le massage des zones réflexes des pieds au moyen de cette préparation est bénéfique en cas d'affaiblissement de l'organisme ou d'instabilité psychologique et mobilise les réserves de forces.

Compresse

Versez 1-2 gouttes dans une cuiller à soupe de miel, mélangez, puis mettez dans $^1/_4$ à $^1/_2$ l d'eau et remuez. Cette application est recommandée en cas d'acné, d'impuretés, d'eczéma, d'abcès ou de lésions cutanées.

Bain complet

Versez 3-6 gouttes dans 2-3 cuillers à soupe de miel, mélangez, puis mettez dans l'eau et remuez. Ce bain favorise le processus de guérison en cas de troubles cutanés ou d'infection urinaire (un bain de siège convient aussi) et améliore l'état général tout en le stabilisant. Contre-indiqué en cas de fièvre.

Remarque

Durant la grossesse, l'huile essentielle de bois de santal n'est autorisée qu'en diffusion. Elle est contre-indiquée en cas de néphrite aiguë. En raison d'une demande très importante, le bois de santal est devenu rare. Aussi, par souci de préservation, est-il préférable de ne pas en abuser et d'utiliser plutôt, lorsque cela est possible, des huiles essentielles possédant des propriétés analogues, par exemple de l'encens.

Signe zodiacal Taureau • **Astre** Vénus • **Élément** Terre, un peu feu • **Niveau vibratoire** Note de fond légère

Cajeput

Nom latin	*Melaleuca leucadendron*
Famille botanique	Myrtacées
Origine	Malaisie, Moluques, Indochine, Java
Obtention	Distillation des feuilles fraîches et de l'extrémité des rameaux (110-130 kg de masse végétale →1 l d'huile essentielle)
Composants	Principalement cinéole, aldéhydes d'acide benzoïque, acide butyrique, acide valérique, pinène et terpinéol

Parfum Puissant et aromatique

Psyché

L'huile essentielle de cajeput s'emploie en cas d'instabilité psychologique constitutive, de pusillanimité ou de manque d'assurance. Elle favorise la détermination et la confiance en soi, aide à résoudre et à surmonter les problèmes, et fait entrevoir des perspectives d'avenir réalisables.

Indications

En raison de ses propriétés résolutives, l'huile essentielle de cajeput est indiquée en cas de problèmes cutanés tels qu'acné, impuretés, dessèchement, rougeurs, eczéma ou pellicules. Elle renforce le système immunitaire et combat les inflammations en cas d'infection grippale, quelle qu'elle soit, de bronchite, de rhume, de sinusite, d'infection pharyngée, d'otalgies, de maux de dents ou de troubles gastro-intestinaux ou uro-génitaux. Elle s'avère également efficace contre les douleurs nerveuses, musculaires, articulaires ou rhumatismales, les brûlures et les piqûres d'insectes.

Diffusion

Versez 3-4 gouttes dans un diffuseur d'arômes. Le parfum puissant et aromatique qui se dégage alors, a un effet antiseptique en cas d'infection, tonifiant en cas d'épuisement ou de paresse, et stimule le corps et l'esprit.

Inhalation

Versez 1-3 gouttes dans une cuiller à soupe de miel et remuez dans $1/4$ à $1/2$ l d'eau chaude. La vapeur ainsi produite est anti-inflammatoire et fluidifiante en cas de grippe, de rhume, de laryngite ou de bronchite. Fermez les yeux afin d'éviter tout risque d'irritation oculaire !

Massage

Versez 1-2 gouttes dans 4-5 cuillers à soupe de support gras (par ex. de l'huile de noix de macadamia, de millepertuis ou d'avocat), mélangez et appliquez selon le cas sur le front, la poitrine, le dos, les muscles ou les articulations en massant. Cette onction désinfecte la peau, fluidifie les sécrétions en cas de grippe et soulage contractures et douleurs articulaires.
Le massage des zones réflexes des pieds au moyen de cette préparation donne de l'assurance, aide l'organisme à se défendre par ses propres moyens et augmente la résistance psychique.

Compresse

Versez 2-3 gouttes dans une cuiller à soupe de miel, mélangez, puis mettez dans $1/4$ à $1/2$ l d'eau et remuez. Ce traitement combat les inflammations en cas de problèmes cutanés et soulage les douleurs musculaires et articulaires.

Piqûres d'insectes

Pour soulager les démangeaisons, versez quelques gouttes d'huile essentielle de cajeput sur un morceau de ouate et appliquez par petites touches sur la piqûre.

Brûlures

Versez un quelques gouttes d'huile essentielle de cajeput sur un morceau de ouate et appliquez régulièrement par petites touches sur la partie brûlée jusqu'à ce que douleur et rougeur commencent à s'estomper.

Soins capillaires

Versez 2-3 gouttes dans un peu de shampooing, mélangez et lavez-vous les cheveux normalement. Laissez agir quelques minutes avant de rincer. À utiliser en cures en cas de pellicules ou autres problèmes du cuir chevelu.

Hygiène buccale

Versez 1-2 gouttes dans un demi-verre d'eau, remuez, puis rincez-vous la bouche et gargarisez-vous. Ce bain de bouche antiseptique et anti-inflammatoire est recommandé en cas de maux de gorge, de bronchite, d'infection, de problèmes gingivaux ou de douleurs provoquées par un dentier ou un appareil dentaire.

Bain complet

Versez 4-6 gouttes dans 2-3 cuillers à soupe de miel, mélangez, puis mettez dans l'eau et remuez. Ce bain relaxant a un effet régénérant et tonifiant en cas de desquamations ou autres problèmes cutanés, et anti-inflammatoire en cas d'infection, de cystite ou de rhumatismes. Contre-indiqué en cas de fièvre.

Bain de pieds

Versez 1-3 gouttes dans 1-2 cuillers à soupe de miel, mélangez, puis mettez dans l'eau et remuez. Effet relaxant, anti-inflammatoire et désodorisant sur les jambes et les pieds fatigués ou meurtris.

Ménage

Pour désinfecter vos pièces, versez une cuiller à café de vinaigre de fruit, ou de vin, additionnée de 10-15 gouttes dans $^1/_4$ l d'eau, mélangez bien et vaporisez au moyen d'un vaporisateur.

Soins vétérinaires

En cas de parasites externes préparez $^1/_4$ - $^1/_2$ l d'eau, ajoutez-y 10-20 gouttes d'huile essentielle de cajeput et une cuiller à café de vinaigre. Secouez bien, puis servez-vous-en pour laver la niche ou le panier ou pour les vaporiser à l'aide d'un vaporisateur. Pour le bain, shampouinez l'animal avec le produit habituel additionné de 4-5 gouttes d'huile essentielle. Pour une protection permanente, frottez quotidiennement le poil avec cette mixture.

Signe zodiacal Bélier • **Astre** Mars • **Élément** Air, feu • **Niveau vibratoire** Note de tête

Camomille

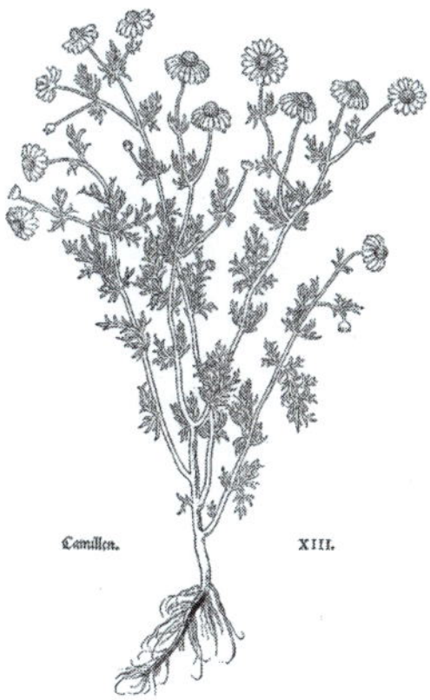

Nom latin *Matricaria chamomilla, M. recutita, M. discoidea, Anthemis nobilis, Chamaelum nobilis*

Famille botanique Astéracées

Origine Europe, Bassin méditerranéen, Asie septentrional

Obtention Distillation à la vapeur d'eau des feuilles fraîches (350 kg de fleurs →1 l d'huile essentielle)

Composants *M. Chamomilla, M. recutita* : principalement de l'azulène, qui se forme lors de la distillation, mais aussi des coumarines, des glucosides de flavone et de la choline.

M. discoidea : contient beaucoup d'huile essentielle, mais pas d'azulène.

Anthemis nobilis, Chamaemelum nobile : nobiline, glucosides de flavone et leurs aglucones, ester d'acide angélique, chamazulène en faible quantité.

Parfum Fleuri, chaud et doucereux

Psyché

L'huile essentielle de camomille s'emploie en cas d'hypersensibilité nerveuse, de colère, d'hyperréactivité, d'agitation, d'irritation ou d'impatience, ainsi qu'en cas de sommeil agité avec engourdissement, gémissements accompagnant des cauchemars. Elle s'avère aussi efficace chez les enfants pleurnicheurs ou capricieux. Elle calme les nerfs irrités, apporte détente et harmonie, répand une atmosphère paisible et apaise l'esprit échauffé.

Indications

En raison de ses propriétés antiseptiques, calmantes et équilibrantes, l'huile essentielle de camomille est souvent utilisée en cosmétique pour les peaux sensibles, irritées ou présentant des lésions. Elle décontracte, lisse la peau et soigne nombre de problèmes cutanés, y compris chez le nourrisson et l'enfant. Ses propriétés fébrifuges et anti-inflammatoires sont utiles en cas de grippe, de conjonctivite, de pharyngite, de laryngite, de rhinite, d'otite, de gingivite, de percée dentaire douloureuse, de toux ou de bronchite. Elle a un effet antispasmodique et analgésique en cas de céphalées, de névralgies, de troubles gastro-intestinaux avec ballonnements, de coliques, de troubles liés à la ménopause, de règles ou de contractions douloureuses, de douleurs cervicales, de dorsalgie, de lombalgie ou de faiblesse dans les pieds. Elle peut en outre s'avérer utile en cas d'engelures, d'œdèmes, de coupures, d'égratignures, d'écorchures, d'abcès, de furoncles ou d'herpès.

Diffusion

Versez 3-4 gouttes dans un diffuseur d'arômes. Le parfum doux et épicé qui se dégage alors a un effet antiseptique en cas d'infection, calme l'esprit surchauffé et apporte un sentiment de sécurité et d'harmonie. En cas de sommeil agité ou de cauchemars, diffusez directement dans votre chambre à coucher ou celle des enfants.

Inhalation

Versez 3-4 gouttes dans une cuiller à soupe de miel, mélangez et remuez dans 1/4 à 1/2 l d'eau chaude. La vapeur ainsi produite soulage agréablement en cas d'infection ou d'inflammation des voies respiratoires supérieures.

Massage

Versez 1-2 gouttes dans 4-5 cuillers à soupe de support gras (par ex. de l'huile d'amande douce ou de noix de macadamia), mélangez et appliquez selon le cas sur le dos, la poitrine, le ventre (massez la région du plexus solaire et de l'abdomen dans le sens des aiguilles d'une montre), les muscles, les articulations, ou toute autre zone cutanée, en massant. Cette onction a un effet antispasmodique, apaisant et anti-inflammatoire en cas de problèmes cutanés, de troubles gastro-intestinaux, de tensions musculaires ou de règles ou contractions douloureuses. Le massage des zones réflexes des pieds au moyen de cette préparation permet de combattre la cyclothymie et crée une harmonie apaisante.

Compresse

Versez 1-3 gouttes dans une cuiller à soupe de miel, mélangez, puis mettez dans $^1/_4$ à $^1/_2$ l d'eau et remuez. Cette application apaisante et anti-inflammatoire est recommandée en cas de lésions cutanées, de coliques ou de contractures.

Soins capillaires

Versez 2-3 gouttes dans un peu de shampooing, mélangez et lavez-vous les cheveux normalement. Laissez agir quelques minutes avant de rincer. Si vous êtes blond(e), vous obtiendrez ainsi un léger éclaircissement des cheveux sans les agresser.

Hygiène buccale

Versez 1-2 gouttes dans un verre d'eau, remuez, puis rincez-vous les dents et les gencives. Ce bain de bouche anti-inflammatoire est recommandé en cas de gingivite. Comme l'huile essentielle de camomille est très douce, vous pouvez aussi verser une goutte sur votre index et l'appliquer directement sur la zone sensible par petites touches, y compris en cas de percée dentaire douloureuse chez l'enfant.

Bain comple

Versez 4-8 gouttes dans 2-3 cuillers à soupe de miel, mélangez, puis mettez dans l'eau et remuez. Ce bain apaisant et anti-inflammatoire est recommandé en cas de problèmes cutanés ou de surmenage nerveux.

Camomille allemande, matricaire (*Matricaria chamomilla*)

Signe zodiacal Vierge • **Astre** Mercure • **Élément** Eau, un peu feu • **Niveau vibratoire** Note de cœur prononcée

Camomille romaine, anthémis noble (*Anthemis nobilis*)
Fausse camomille, camomille du Maroc (*Ormensis multicaulis/mixta*)

Signe zodiacal Cancer • **Astre** Lune • **Élément** Eau, un peu feu • **Niveau vibratoire** Note de cœur prononcée

Camphre

Nom latin	*Cinnamomum camphora*
Famille botanique	Lauracées
Origine	Chine méridionale, Japon méridional, Formose, Sri Lanka, Afrique orientale
Obtention	Distillation à la vapeur du bois frais (30 kg de bois →1 l d'huile essentielle)
Composants	Azulène, bornéol, cadinène, camphène, carvacrol, cinéol, citronnellol, alcool cuminique, dipentène, eugénol, phellandrène, pinène, safrol et terpinéol

Parfum

Puissant et épicé

Psyché

L'huile essentielle de camphre s'emploie en cas d'angoisses, de froid intérieur, de grande faiblesse, de dépression ou d'hystérie. Elle atténue les réactions psychiques exagérées, vivifie et fortifie en cas de faiblesse et stabilise la constitution intérieure.

Indications

L'huile essentielle de camphre est excitante et stimulante. Elle est utilisée en cosmétique pour les peaux fatiguées, stressées ou nécessitant traitement et remédie à de nombreux troubles cutanés. Elle est aussi indiquée en cas de sueurs froides, de pâleur, de tendance aux syncopes, de pouls faible, d'oppression thoracique, d'asthme, de tendance au collapsus, de spasmes, de névralgies, de rhumatismes musculaires, de congestion nasale, de saignements de nez, de diarrhées ou d'insomnie avec membres froids. Mais attention : il existe un risque d'effet contraire ou de réaction vitale.

Diffusion

Versez 2-3 gouttes dans un diffuseur d'arômes. Le parfum puissant et limpide qui se dégage alors calme les nerfs irrités, augmente le potentiel de force intérieure et crée une atmosphère détendue.

Massage

Versez 1-2 gouttes dans 4-5 cuillers à soupe de support gras (par ex. de l'huile de germe de blé ou de sésame), mélangez et appliquez selon le cas sur le front, la nuque, le dos, la poitrine, les muscles, les articulations ou toute autre zone cutanée en massant. Cette onction analgésique et antispasmodique est recommandée en cas de tendance au collapsus, de névralgies ou de rhumatismes musculaires.
Le massage des zones réflexes des pieds au moyen de cette préparation atténue les angoisses et l'état de faiblesse, stimule le corps et l'esprit et augmente le tonus général.

Compresse

Versez 1-2 gouttes dans une cuiller à soupe de miel, mélangez, puis mettez dans $^1/_4$ à $^1/_2$ l d'eau et remuez. Cette application stimulante et antispasmodique est recommandée en cas de problèmes cutanés ou de sensation d'oppression.

Remarque

L'huile essentielle est réservée à l'usage externe et contre-indiquée durant la grossesse et chez les épileptiques.

Signe zodiacal Bélier, lion • **Astre** Mars, Pluton • **Élément** Feu, air • **Niveau vibratoire** Note de tête

Cananga

Nom latin	*Cananga odorata* f. *macrophylla*
Famille botanique	Anonacées
Origine	Luzon, Java
Obtention	Distillation à la vapeur d'eau des fleurs fraîches (50-70 kg de fleurs → 1 l d'huile essentielle)
Composants	Principalement linalol libre estérifié, safrol, eugénol, géraniol, pinène, sesquiterpènes, cadinène, benzoate de benzyle, acide formique, acide benzoïque, acide acétique, acide salicylique et acide valérique.

Parfum Fleuri, doux et âpre

Psyché

L'huile essentielle de cananga s'emploie en cas de déception, d'agressivité, de morosité, de dépression ou d'insomnie. Elle neutralise les affects blessés, aide à dédramatiser le passé, favorise l'estime de soi et, par son action équilibrante, donne envie d'aller de l'avant. En raison de son influence sur l'hypophyse, elle stimule la libido et répand harmonie et tendresse.

Indications

En raison de ses propriétés régénérantes et relaxantes, l'huile essentielle de cananga est souvent utilisée en cosmétique pour les peaux matures, abîmées ou sèches. Elle s'avère également efficace en cas de tachycardie, de palpitations, d'hypertension ou d'hyperventilation. Elle est par ailleurs recommandée en cas de troubles généraux d'origine hormonale, de troubles menstruels, liés à la ménopause ou faisant suite à une opération gynécologique. Elle constitue enfin un auxiliaire précieux pour l'harmonie du couple et l'enrichissement de la vie conjugale.

Diffusion

Versez 2-3 gouttes dans un diffuseur d'arôme. Le parfum fleuri et âpre qui se dégage alors, fait disparaître les angoisses dépressives, a un effet équilibrant, relaxant et harmonisant sur le système nerveux irrité et crée une atmosphère aphrodisiaque.

Massage

Versez 1-2 gouttes dans 4-5 cuillers à soupe de support gras (par ex. de l'huile de germe de blé ou de jojoba), mélangez et appliquez sur la peau en massant. Cette onction relaxante revitalise et régénère la peau fatiguée, calme les nerfs irrités, soulage les problèmes hormonaux liés à la ménopause ou à une intervention gynécologique, et réveille les sens.

Bain complet

Versez 3-5 gouttes dans 2-3 cuillers à soupe de miel, mélangez et mettez dans l'eau en remuant. Ce bain réparateur calme l'esprit surchauffé, diminue l'angoisse et la dépression, resserre les liens conjugaux et favorise un sommeil réparateur. Contre-indiqué en cas de fièvre.

Remarque

L'huile essentielle de cananga ne convient pas aux enfants.
Usage interne proscrit !

Signe zodiacal Taureau, scorpion • **Astre** Vénus • **Élément** Eau, un peu terre • **Niveau vibratoire** Note de cœur

Cannelle

Nom latin *Cinnamomum cassia*

Famille botanique Lauracées

Origine Sri Lanka, Chine, Seychelles, île Maurice

Obtention Distillation à la vapeur d'eau des feuilles et de l'écorce (150-200 kg d'écorce ou 60-80 kg de feuilles →1 l d'huile essentielle)

Composants Entre autres : cinnamaldéhyde, caryophyllènes, cymène, eugénol, linalol, méthylamylcétone, phellandrène, pinène.

Parfum

Chaud et épicé

Psyché

L'huile essentielle de cannelle s'emploie en cas de psychorigidité, de froid intérieur, de blocages dus à des conflits non résolus, ou de sentiment de solitude ou d'enfermement. Son parfum doux et voluptueux envahit le corps et l'esprit, fortifie le système nerveux, apporte courage et assurance, donne un sentiment de sécurité, de chaleur et de bien-être, décoince, stimule la créativité et l'imagination et favorise les rêves.

Indications

En raison de ses propriétés tonifiantes, l'huile essentielle de cannelle a un effet hématopoïétique, mais cela ne l'empêche pas d'être hémostatique en cas de saignements de nez ou autre hémorragie. Elle fortifie les fonctions gastrique et intestinale, chasse les gaz, stimule la digestion et s'avère utile en cas de diarrhée ou de crampes intestinales. En cas de grippe, elle facilite la respiration et fortifie le système cardio-vasculaire. Elle régule les sécrétions, stimule l'irrigation sanguine et combat les spasmes en cas de troubles menstruels ou d'aménorrhée. Ses vertus chauffantes et aphrodisiaques sont réputées contre l'impuissance et la frigidité. Elle peut enfin servir d'antiseptique en cas de piqûre d'insectes, de morsure de serpent, de galle ou de pédiculose.

Diffusion

Versez 3-4 gouttes dans un diffuseur d'arôme. Le parfum chaud et épicé qui se dégage alors, crée une atmosphère agréable et voluptueuse, stimule l'imagination et favorise les rêves.

Massage

Versez 1-2 gouttes dans 4-6 cuillers à soupe de support gras (par ex. de l'huile de germe de blé, d'avocat ou d'aloès), mélangez et appliquez selon le cas sur les muscles, les articulations, ou toute autre zone cutanée, en massant. Cette onction hyperémiante et chauffante est recommandée en cas de troubles gastro-intestinaux, de problèmes circulatoires, de troubles menstruels, de tensions musculaires, de frigidité ou d'impuissance, mais attention si vous avez la peau sensible, car des irritations sont possibles. Le massage des zones réflexes des pieds au moyen de cette préparation lève les blocages psychiques, stimule la créativité et redonne confiance en soi.

Compresse

Versez 1-2 gouttes dans une cuiller à soupe de miel, mélangez, puis mettez dans env. $^1/_2$ l d'eau et remuez. Cette application hyperémiante soulage les douleurs en cas de spasmes, de troubles gastro-intestinaux ou de troubles menstruels.

Cuisine

La cannelle parfume agréablement vin chaud, thé, desserts, compotes, fruits au rhum, galettes de pommes de terre et gâteaux. L'huile essentielle doit être très diluée. Dans la plupart des cas, une goutte mélangée à du miel suffit. Il est souvent préférable d'utiliser l'écorce entière ou en poudre.

Remarque

L'utilisation de l'huile essentielle de cannelle par voie interne est totalement proscrite ! En outre, du fait de ses propriétés antiseptiques et hyperémiantes puissantes, elle peut provoquer une violente irritation de la peau. Aussi, par voie cutanée, faut-il toujours l'utiliser bien diluée dans un support gras et ne pas en abuser. Un petit test cutané est vivement recommandé avant la première utilisation.

Signe zodiacal Cancer • **Astre** Lune • **Élément** Feu, terre • **Niveau vibratoire** Note de cœur prononcée

Cardamome

Nom latin	*Elettaria cardamomum*
Famille botanique	Zingibéracées
Origine	Indochine, Sri Lanka, Java, régions tropicales
Obtention	Distillation des fruits à la vapeur d'eau (env. 20 kg de fruits →1 l d'huile essentielle)
Composants	Cinéole et terpinéol, limonène et traces d'eucalyptol et de zingibérène

Parfum Chaud, épicé et sucré

Psyché

L'huile essentielle de cardamome s'emploie en cas d'instabilité psychique, de neurasthénie, de réserve, de pusillanime ou de surmenage dû au stress. Elle fortifie le système nerveux affaibli, renforce la confiance en soi et stimulerait la libido.

Indications

L'huile essentielle de cardamome est souvent employée comme antiseptique en cas de problèmes cutanés, de toux ou d'encombrement des voies respiratoires supérieures. Ses propriétés antispasmodiques s'avèrent aussi utiles en cas de troubles gastro-intestinaux, d'aigreurs, de problèmes digestifs ou de nausées. S'ajoutent à cela des propriétés carminatives, apéritives et diurétiques. Elle peut également se révéler efficace contre les troubles menstruels ou liés à la ménopause.

Diffusion

Versez 3-4 gouttes dans un diffuseur d'arômes. Le parfum sucré et épicé qui se dégage alors répand optimisme et harmonie, renforce la confiance en soi et aide à aller de l'avant.

Massage

Versez 1-3 gouttes dans 4-5 cuillers à soupe de support gras (par ex. de l'huile de jojoba, d'amande douce ou de sésame),

mélangez et appliquez selon le cas sur le dos, la poitrine, l'épigastre, le ventre (massez la région du plexus solaire et de l'abdomen dans le sens des aiguilles d'une montre), les reins, les cuisses ou toute autre zone cutanée en massant. Cette onction reconstituante est particulièrement recommandée en cas de céphalées, de troubles digestifs, menstruels ou ménopausiques.
Le massage des zones réflexes des pieds au moyen de cette préparation combat les spasmes, donne de l'assurance et renforce la confiance en soi.

Compresse

Versez 2-3 gouttes dans une cuiller à soupe de miel, mélangez, puis mettez dans $^{1}/_{4}$ à $^{1}/_{2}$ l d'eau et remuez. Cette application est recommandée en cas de spasmes ou de contractures

Bain complet

Versez 4-6 gouttes dans 2-3 cuillers à soupe de miel, mélangez, puis mettez dans l'eau et remuez. Ce bain fortifiant renforce l'équilibre physique et psychique et stimulerait la libido.

Cuisine

La cardamome parfume agréablement viandes, légumes, riz, légumes secs, gâteaux, desserts, vin chaud, etc. Mettez-en très peu ! une goutte mélangée à un peu de miel ou d'huile végétale suffit.

Signe zodiacal Taureau • **Astre** Vénus • **Élément** Terre • **Niveau vibratoire** Note de fond légère

Carotte

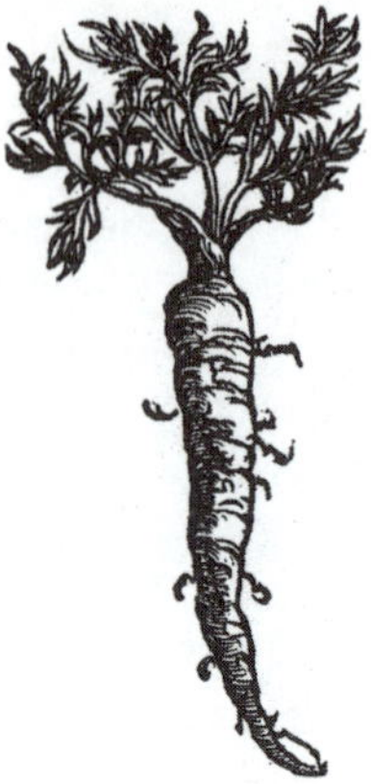

Nom latin	*Daucus carota*
Famille botanique	Ombellifères
Origine	Europe et monde entier
Obtention	Distillation des semences à la vapeur d'eau (70 kg de semences →1 l d'huile essentielle)
Composants	Acide acétique, aldéhydes aliphatiques, carotal, bêta-carotène, acide formique, limonène, pinène et terpinéol

Parfum Chaud et épicé

Psyché

L'huile essentielle de carotte s'emploie en cas de surmenage psychique, de stress ou d'agitation. Elle rééquilibre, harmonise, favorise la stabilité intérieure, donne de l'assurance et renforce la confiance en soi.

Indications

L'huile essentielle de carotte est un excellent remède cutané, car elle contient de la provitamine A et de la vitamine F. Ses vertus astringentes et revitalisantes sont très réputées. Aussi est-elle particulièrement indiquée en cas d'acné, de petits vaisseaux éclatés, de brûlures, d'aphtes ou autres problèmes de peau, ainsi que lorsqu'on s'expose au soleil ou aux UV. Elle est en outre utilisée pour stimuler la circulation lymphatique et l'élaboration du sang ainsi qu'en cas de problèmes spléniques, hépatiques ou biliaires, de diarrhée, de constipation, de plaies, d'ulcérations ou d'ulcère de la jambe.

Diffusion

Versez 3-4 gouttes dans un diffuseur d'arômes. Le parfum léger et délicat qui se dégage alors, apaise l'irritation et la nervosité et crée une ambiance détendue et harmonieuse.

Massage

Versez 1-2 gouttes dans 4-5 cuillers à soupe de support gras (par ex. de l'huile de jojoba ou d'amande douce), mélangez et appliquez sur la peau en massant. Cette onction apaisante et revitalisante est recommandée pour le traitement de nombreux problèmes cutanés ou d'infections. Lors de l'exposition au soleil, elle accélère le bronzage par diminution de la photosensibilité. Le massage des zones réflexes des pieds au moyen de cette préparation apaise l'irritation psychique et la nervosité, décontracte et renforce la confiance en soi.

Compresse

Versez 2-3 gouttes dans une cuiller à soupe de miel, mélangez, puis mettez dans $^1/_4$ à $^1/_2$ l d'eau et remuez. Cette application résolutive, astringente et tonifiante est recommandée dans le traitement des peaux abîmées ou stressées.

Bain complet

Versez 4-6 gouttes dans 2-3 cuillers à soupe de miel, mélangez, puis mettez dans l'eau et remuez. Ce bain tonifie et revitalise la peau, atténue le stress et l'agitation et favorise la détente nerveuse.

Cuisine

L'huile essentielle de carotte parfume agréablement soupes, fricassées, légumes, sauces, viande rouge, poisson, volaille, gibier, légumes secs, riz et gâteaux. Mettez-en très peu ! 1-2 gouttes mélangées à un peu de miel ou d'huile végétale suffisent.

Remarque

L'huile essentielle de carotte s'utilise toujours diluée.

Signe zodiacal Taureau • **Astre** Vénus • **Élément** Terre, un peu eau • **Niveau vibratoire** Note de fond légère

Carvi et cumin

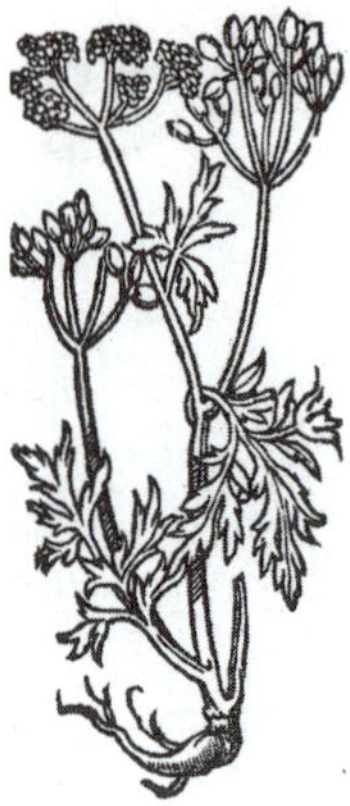

Nom latin	*Carum carvi, Cuminum cyminum*
Famille botanique	Ombellifères
Origine	Europe, Sibérie et régions tempérées d'Asie
Obtention	Distillation à la vapeur d'eau des fruits mûrs (graines) (20-40 kg de graines →1 l d'huile essentielle)
Composants	*C. carvi* : carvone (appartenant aux cétones) pour 45-60 %, carvacol, carvène (un alcool) pour 30 % et limonène *C. cyminum* : cuminol ou cuminaldéhyde pour 35-50 %, cymène, pinène et terminéol

Parfum Chaud et épicé

Psyché

L'huile essentielle de carvi ou de cumin s'emploie en cas de surmenage nerveux, d'agitation, de stress ou d'état général affaibli avec symptômes dépressifs. Elle calme l'excitation psychique, favorise l'équilibre intérieur, aide à surmonter les problèmes mal vécus, apporte réconfort, renforce la confiance en soi et stimule la libido.

Indications

L'huile essentielle de carvi ou de cumin est indiquée en cas de flutter d'origine nerveuse, de vertiges ou de névralgies. Très carminative et stomachique, elle intervient souvent dans le traitement des gaz intestinaux, des troubles digestifs, des coliques, des affections hépatiques et même des parasites intestinaux (vers). Ses propriétés antispasmodiques sont utiles en cas de céphalées, de maux de dents, de névralgies ou de troubles menstruels. Elle favorise en outre la sécrétion lactée en période d'allaitement. L'huile de cumin officinal est efficace contre la cellulite.

Diffusion

Versez 3-4 gouttes dans un diffuseur d'arômes. Le parfum chaud et épicé qui se dégage alors calme l'agitation nerveuse, apaise les sens hyperréactifs, normalise le subconscient et stimule la libido.

Massage

Versez 1-2 gouttes dans 4-5 cuillers à soupe de support gras (par ex. de l'huile de germe de blé ou d'avocat), mélangez et appliquez selon le cas sur le front, l'épigastre, le ventre, les muscles ou les articulations, en massant. Cette onction antispasmodique et hyperémiante détend et soulage les douleurs. En cas de troubles gastro-intestinaux, massez le plexus solaire (région abdominale) dans le sens des aiguilles d'une montre. Le cumin officinal est particulièrement recommandé contre la cellulite.
Le massage des zones réflexes des pieds au moyen de cette préparation atténue l'agitation et le stress, apporte le calme nécessaire pour réfléchir et favorise le bien-être du corps et de l'esprit.

Compresse

Versez 1-2 gouttes dans une cuiller à soupe de miel, mélangez, puis mettez dans $^1/_4$ à $^1/_2$ l d'eau et remuez. Cette application antispasmodique est très efficace en cas de coliques ou de douleurs.

Cuisine

L'huile essentielle de carvi ou de cumin parfume agréablement légumes (en particulier ceux qui sont difficiles à digérer), pommes de terre, légumes secs, viande rouge, volaille, sauce, soupe et pain. Le cumin sert depuis longtemps à la préparation de digestifs. Mettez-en très peu ! 1-2 gouttes mélangées à un peu d'huile végétale suffisent.

Remarque

L'huile essentielle de carvi ou de cumin est contre-indiquée durant la grossesse. En outre, ses propriétés hyperémiantes peuvent provoquer des irritations sur les peaux sensibles. Aussi, avant de s'en servir, est-il conseillé d'appliquer une petite quantité diluée sur l'avant-bras en guise de test.

Signe zodiacal Bélier • **Astre** Mars • **Élément** Terre, feu • **Niveau vibratoire** Note de fond légère

Cédrat et limette

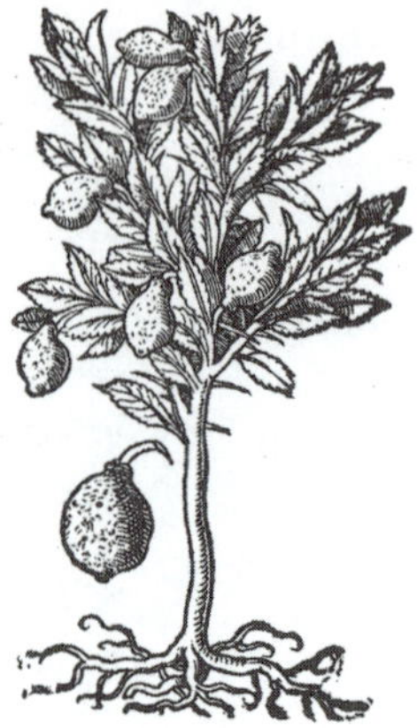

Nom latin *Citrus medica, C. limetta, C. aurantifolia*

Famille botanique Rutacées

Origine Europe méridionale, bassin méditerranéen, Inde, Chine méridionale

Obtention Expression à froid du zeste (100 kg de zeste →1 l d'huile essentielle)

Composants Limonène, citral, coumarines, flavonoïdes

Parfum Âpre, fin et fruité

Psyché

L'huile essentielle de cédrat ou de limette s'emploie en cas de fatigue physique et psychique, de difficultés de concentration ou d'abattement. Elle favorise la sérénité, l'amitié et la tolérance, remonte le moral, combat la dépression, stimule légèrement la libido et augmente la capacité de concentration, l'imagination et l'ardeur au travail.

Indications

L'huile essentielle de cédrat ou de limette s'utilise souvent en cosmétique. Ses propriétés dermoprotectrices et astringentes conviennent aux peaux normales comme aux peaux grasses, boutonneuses, malades ou ridées, et la rendent efficace contre la cellulite. En raison de ses propriétés antiseptiques, elle s'avère aussi utile contre les maladies infectieuses, l'anémie et les troubles gastro-intestinaux, hépatiques ou biliaires. Elle est en outre digestive, carminative, apéritive, coagulante et diurétique et elle désinfecte les plaies.

Diffusion

Versez 3-4 gouttes dans un diffuseur d'arômes. Le parfum discret et pétillant qui se dégage alors, assainit l'air, rassérène et crée une atmosphère propice à l'imagination et aux épanchements amoureux.

Inhalation

Versez 1-3 gouttes dans une cuiller à soupe de miel, mélangez et remuez dans $^1/_4$ à $^1/_2$ l d'eau chaude. La vapeur ainsi produite combat les infections, fluidifie les sécrétions en cas de toux ou de rhume, et désinfecte la peau en cas de problèmes cutanés.

Générateur de vapeur

L'huile essentielle de cédrat ou de limette se prête très bien aux fumigations et aux bains de vapeur, notamment en ce qui concerne les peaux ridées, flétries ou présentant des impuretés.

Massage

Versez 2-3 gouttes dans 3-4 cuillers à soupe de support gras (par ex. de l'huile de jojoba ou de calendula), mélangez et appliquez selon le cas sur l'épigastre, le ventre, ou toute autre zone cutanée, en massant (massez la région du plexus solaire et de l'abdomen dans le sens des aiguilles d'une montre). Cette onction retend et stimule la peau et le tissu conjonctif, augmente l'efficacité des traitements contre la cellulite, combat les infections grippales, soulage les douleurs musculaires ou articulaires et diminue les spasmes en cas de troubles digestifs. Le massage des zones réflexes des pieds au moyen de cette préparation écourte les périodes de fatigue corporelle et psychique, active l'élimination des toxines et vivifie.

Compresse

Versez 2-3 gouttes dans une cuiller à soupe de miel, mélangez, puis mettez dans $^1/_4$ à $^1/_2$ l d'eau et remuez. Cette application est recommandée en cas de peau grasse, boutonneuse ou abîmée. Elle accroît l'élasticité de la peau, stoppe les saignements et désinfecte les plaies et lésions cutanées.

Bain complet

Versez 3-6 gouttes dans 2-3 cuillers à soupe de miel, mélangez, puis mettez dans l'eau et remuez. Ce bain au parfum délicat et frais stimule la circulation de l'énergie, revitalise la peau, combat les infections, rassérène et rend aimable. Contre-indiqué en cas de fièvre.

Ménage

Pour parfumer délicatement votre linge, versez 1-2 gouttes dans le dernier rinçage de la machine à laver.

Cuisine

L'huile essentielle de cédrat ou de limette parfume agréablement les boissons rafraîchissantes, telles que thé glacé ou limonade, mais aussi les compotes, les salades de fruits, le fromage blanc, les gâteaux, les sauces, les crèmes et le riz. Mettez-en très peu ! 1-2 gouttes mélangées à un peu de miel suffisent.

Ménage

Versez 3-4 gouttes dans une cuiller à soupe de savon liquide ou de produit d'entretien, mélangez, puis mettez dans l'eau de ménage et remuez, ou bien versez 3-4 gouttes dans le sac de l'aspirateur. Le parfum citronné du cédrat et de la limette est assainissant et légèrement antiseptique.

Remarque

L'huile essentielle de cédrat ou de limette ne doit pas être appliquée avant un bain de soleil car elle peut induire une photosensibilisation (apparition de taches brunes sur la peau).

Signe zodiacal Gémeaux • **Astre** Saturne • **Élément** Air, un peu terre • **Niveau vibratoire** Note de tête

Citron

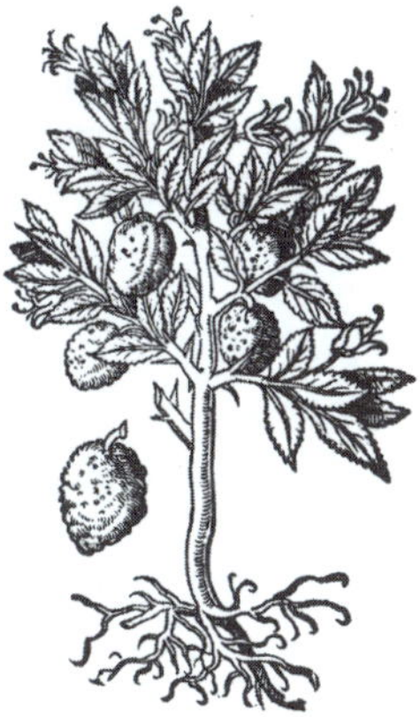

Nom latin *Citrus limon*

Famille botanique Rutacées

Origine Europe méridionale, bassin méditerranéen, Asie, Afrique, Amérique

Obtention Expression à froid du zeste (60-70 kg de masse végétale →1 l d'huile essentielle)

Composants Limonène jusqu'à 90 %, citral, coumarines (bergamotine et limettine) et flavonoïdes (diosine et limocitricine)

Parfum

Fin et frais

Psyché

L'huile essentielle de citron s'emploie en cas d'épuisement psychique, de signes de fatigue, d'apathie ou d'indifférence. Elle augmente la capacité de concentration, favorise l'envie d'entreprendre et la flexibilité, et stimule les facultés intellectuelles et la créativité.

Indications

En raison de ses propriétés rafraîchissantes, désodorisantes et vivifiantes, l'huile essentielle de citron est souvent utilisée en cosmétique, notamment pour les peaux grasses, fatiguées, stressées ou présentant différents problèmes. Elle retend l'épiderme, tonifie le tissu conjonctif en cas de rides ou de cellulite et est également recommandée en cas de problème d'ongles, de cheveux gras ou de pellicules. Son effet stimulant sur la circulation lymphatique et l'irrigation sanguine est très utile en cas de couperose, de problèmes veineux ou de varices. L'huile essentielle de citron a un effet germicide et fébrifuge en cas de grippe, de bronchite, d'angine, de rhinite, d'otite, de gingivite, de troubles gastro-intestinaux, de ballonnements, de diarrhées ou de troubles hépatiques, biliaires ou pancréatiques. Elle a un effet antispasmodique et rafraîchissant en cas de céphalées, de migraines, de goutte, de rhumatismes, de problèmes articulaires ou de tensions musculaires. Elle favorise en outre l'élaboration du sang, a un effet hémostatique en cas de saignements de nez, fluidifie le sang et réduit la tension artérielle.

Diffusion

Versez 4-5 gouttes dans un diffuseur d'arômes. Le parfum délicat, fin et acidulé qui se dégage alors crée une atmosphère stimulante, vivifiante et rassérénante, augmente la capacité de concentration, d'attention et de travail dans toutes les disciplines, intellectuelles comme manuelles, et évite - au bureau, à l'atelier ou dans les études - les erreurs dues à la précipitation. Pour une bonne vigilance en voiture, versez 2-3 gouttes sur un mouchoir que vous placerez à côté de vous.

Inhalation

Versez 1-3 gouttes dans une cuiller à soupe de miel, mélangez et remuez dans $^1/_4$ à $^1/_2$ l d'eau chaude. La vapeur ainsi produite soulage en cas d'infection, de rhume, de mucosités, de problèmes cutanés ou de céphalées.

Générateur de vapeur

L'huile essentielle de citron se prête très bien aux fumigations et aux bains de vapeur, notamment en ce qui concerne les peaux ridées, flasques ou présentant des impuretés.

Massage

Versez 1-2 gouttes dans 4-5 cuillers à soupe de support gras (par ex. de l'huile de jojoba, de noix de macadamia ou de cumin), mélangez et appliquez selon le cas sur les tempes, la nuque, les muscles, les articulations, ou toute autre zone cutanée, en massant. Cette onction désodorisante, résolutive, astringente et stimulante convient aux peaux normales comme aux peaux grasses, présentant des impuretés, fatiguées ou flétries, en cas d'acné, de comédons, de couperose, de cellulite, de psoriasis, d'engelures, etc. Elle est en outre recommandée en cas de ballonnements, de troubles digestifs (massez la région du

plexus solaire et de l'abdomen dans le sens des aiguilles d'une montre), de problèmes veineux, de varices, de migraines, de céphalées ou de problèmes musculaires ou articulaires.
Le massage des zones réflexes des pieds au moyen de cette préparation combat la fatigue et tonifie le corps et l'esprit.

Compresse

Versez 1-3 gouttes dans une cuiller à soupe de miel, mélangez, puis mettez dans $^1/_4$ à $^1/_2$ l d'eau et remuez. Cette application astringente et résolutive est utile en cas de pores dilatés, de fatigue cutanée, de cellulite ou autres problèmes de peau, ainsi qu'en cas de tensions musculaires ou articulaires.

Soins capillaires

Versez 2-3 gouttes dans un peu de shampooing, mélangez et lavez-vous les cheveux normalement. Laissez agir quelques minutes avant de rincer. Ce traitement revitalisant est recommandé en cas de démangeaisons du cuir chevelu, de pellicules et de cheveux abîmés ou fatigués.

Hygiène buccale

Versez une cuiller à café d'argile additionnée d'une goutte d'huile essentielle de citron dans un verre d'eau tiède, puis rincez-vous la bouche et gargarisez-vous. Ce bain de bouche rafraîchit l'haleine et désinfecte en cas de gingivite, d'amygdalite ou de pharyngite.

Bain complet

Versez 2-5 gouttes dans 2-3 cuillers à soupe de miel, mélangez, puis mettez dans l'eau et remuez. Ce bain rafraîchissant détend et active durant les périodes de fatigue ou en cas d'épuisement ou d'infection, et régénère la peau affectée. Contre-indiqué en cas de fièvre.

Bain de pieds

Versez 1-3 gouttes dans 1-2 cuillers à soupe de miel, mélangez, puis mettez dans l'eau et remuez. Effet désodorisant et antiseptique en cas d'affection cutanée et revigorant en cas de surmenage des pieds et des jambes.

Cuisine

L'huile essentielle de citron parfume agréablement boissons rafraîchissantes, desserts, fromage blanc, salades de fruit, compotes, gâteaux, tartes, crêpes, crème fouettée, sirops, sauces et marinades. N'en mettez pas trop ! 1-2 gouttes mélangées à un peu miel suffisent.

Désinfection des locaux

Versez 2-3 gouttes dans un peu de savon liquide ou de produit d'entretien, mélangez, puis mettez dans l'eau de ménage et remuez, ou bien dans le sac de l'aspirateur ou l'encaustique destinée aux meubles. Le parfum frais et vivifiant du citron assainira l'air de vos pièces.

Remarque

L'huile essentielle de citron ne doit pas être appliquée sur la peau juste avant l'exposition au soleil car elle peut induire une photosensibilisation (apparition de taches brunes sur la peau) et provoquer des irritations. Testez votre tolérance avant la première application par un petit test cutané sur l'avant-bras.

Signe zodiacal Gémeaux • **Astre** Mercure • **Élément** Air • **Niveau vibratoire** Note de tête

Citronnelle

Nom latin	*Cymbopogon nardus*
Famille botanique	Graminées
Origine	Java, Sri Lanka, Seychelles, Nouvelle-Guinée, Guyane
Obtention	Distillation à la vapeur d'eau de l'herbe (100 kg d'herbe → 1l d'huile essentielle)
Composants	Citronnellol, géraniol, citral, méthyleugénol, terpène

Parfum Puissant, acide et âpre

Psyché

L'huile essentielle de citronnelle s'emploie en cas de manque de tonus, d'épuisement, de manque de concentration ou de psycho-rigidité. Elle favorise la concentration, réveille l'esprit, stimule la créativité, suscite l'envie d'entreprendre et relance la circulation de l'énergie dans l'univers sensoriel tombé dans l'apathie.

Indications

En raison de ses propriétés tonifiantes et stimulantes, l'huile essentielle de citronnelle est souvent utilisée en cosmétique pour les peaux fatiguées ou stressées. Désodorisante, antisudorale et légèrement antiseptique, elle convient aussi très bien aux soins du corps et des pieds. Elle est par ailleurs utile en cas de grippe, de fièvre ou de rhume ; elle combat les spasmes en cas de migraine, de douleurs nerveuses ou de tensions musculaires et calme les démangeaisons provoquées par les piqûres d'insectes.

Diffusion

Versez 3-4 gouttes dans un diffuseur d'arôme. Le parfum acidulé et frais qui se dégage alors, assainit et désodorise l'air, remonte le moral, crée une atmosphère sereine, et favorise la concentration et l'ardeur au travail.

Inhalation

Versez 2-3 gouttes dans une cuiller à soupe de miel, mélangez, puis mettez dans $^1/_4$ à $^1/_2$ l d'eau et remuez. Cette inhalation, antispasmodique et légèrement antiseptique, soulage en cas d'infection, vivifie et remonte le moral.

Massage

Versez 1-2 gouttes dans 4-5 cuillers à soupe de support gras (par ex. de l'huile d'arnica ou de calendula), mélangez et appliquez selon le cas sur les tempes, la nuque, les coudes, les muscles, les articulations ou toute autre zone cutanée en massant. Ce traitement revitalise les peaux fatiguées ou stressées, élimine les impuretés de la peau, combat les spasmes en cas de migraine, soulage les douleurs articulaires et stimule les défenses en cas d'infection.

Le massage des zones réflexes des pieds redonne des forces en cas d'affaiblissement, stimule la créativité et dynamise.

Compresse

Versez 1-2 gouttes dans une cuiller à soupe de miel, mélangez, puis mettez dans $^1/_4$ à $^1/_2$ l d'eau et remuez. Rafraîchit, retend et assainit les peaux grasses ou abîmées et soulage les contractures et les douleurs musculaires.

Piqûres d'insectes

Pour soulager les démangeaisons, versez quelques gouttes d'huile essentielle de citronnelle sur un morceau de ouate et appliquez par petites touches sur la piqûre. Si vous avez la peau sensible, mieux vaut diluer l'huile dans un support gras, comme pour un massage.

Bain complet

Versez 3-5 gouttes dans 2-3 cuillers à soupe de miel, mélangez, puis mettez dans l'eau et remuez. Ce bain activant, vivifiant et rafraîchissant est recommandé en cas de fatigue physique, de douleurs dans les membres ou d'infection. Contre-indiqué en cas de fièvre.

Bain de pieds

Versez 2-3 gouttes dans 1-2 cuillers à soupe de miel, mélangez, puis mettez dans l'eau et remuez. Effet désodorisant et stimulant sur les pieds et les jambes fatigués ou meurtris.

Désinfection des locaux

Versez 2-3 gouttes dans un peu de savon liquide ou de produit d'entretien, mélangez, puis mettez dans l'eau de ménage et remuez, ou bien versez 1-2 gouttes dans le sac de l'aspirateur ou 2-3 gouttes dans l'encaustique destinée aux meubles. Le parfum frais et agréable de la citronnelle assainira vos pièces.

Remarque

L'huile essentielle de citronnelle ne doit pas être appliquée sur la peau juste avant l'exposition au soleil, car elle peut induire une photosensibilisation (apparition de taches brunes) et provoquer des irritations cutanées.

Signe zodiacal Gémeaux • **Astre** Mercure • **Élément** Air • **Niveau vibratoire** Note de tête

Coriandre

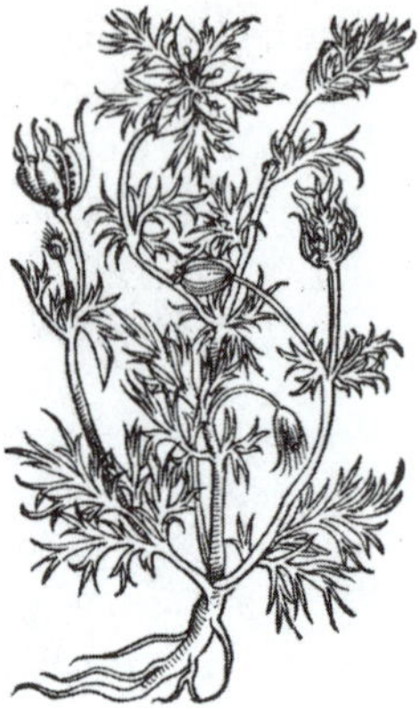

Nom latin *Coriandrum sativum*

Famille botanique Ombellifères

Origine Europe méridionale, Afrique du Nord, Proche-Orient, Russie, Amérique du Sud

Obtention Distillation à la vapeur des fruits très mûrs, séchés et pulvérisés (env. 100 kg de fruit →1 l d'huile essentielle)

Composants Coriandrol, géraniol, pinène, traces de bornéol, cymène, dipentène, phellandrène et terpène.

Parfum Fleuri et suave

Psyché

L'huile essentielle de coriandre s'emploie en cas de grande instabilité, oscillant entre l'indolence et l'agressivité, ou de neurasthénie. Elle favorise la créativité, stimule les facultés intellectuelles et posséderait des vertus aphrodisiaques.

Indications

L'huile essentielle de coriandre est indiquée en cas de douleurs nerveuses, musculaires ou articulaires, de rhumatismes ou de spasmes dans la région gastro-intestinale. Elle a un effet analgésique en cas de maux de dents, d'algies de la face, de céphalées, de zona, de douleurs dans les membres, de grippe ou de contractures dans l'épigastre ou le ventre. Elle est en outre carminative et stomachique.

Diffusion

Versez 3-4 gouttes dans un diffuseur d'arômes. Le parfum fleuri et suave qui se dégage alors éperonne l'imagination et crée une atmosphère détendue et harmonieuse.

Massage

Versez 1-2 gouttes dans 4-5 cuillers à soupe de support gras (par ex. de l'huile d'avocat, de sésame ou d'amande douce), mélangez et appliquez selon le cas sur le front, l'épigastre, le ventre (massez la région du plexus solaire et de l'abdomen dans le sens des aiguilles d'une montre), les muscles, les articulations, ou toute autre zone cutanée, en massant. Cette onction antispasmodique et analgésique est recommandée en cas de névralgies, de spasmes gastro-intestinaux ou de douleurs musculaires ou articulaires.
Le massage des zones réflexes des pieds au moyen de cette préparation combat les spasmes, calme l'excitation psychique et déclenche la revitalisation.

Compresse

Versez 1-2 gouttes dans une cuiller à soupe de miel, mélangez, puis mettez dans $^1/_4$ à $^1/_2$ l d'eau et remuez. Cette application est recommandée en cas de névralgies, de contractures, de troubles digestifs ou de rhumatismes.

Bain complet

Versez 4-6 gouttes dans 2-3 cuillers à soupe de miel, mélangez, puis mettez dans l'eau et remuez. Ce bain relaxant combat les spasmes, fortifie les nerfs et stimule.

Cuisine

La coriandre parfume agréablement soupes, légumes, poisson, viande rouge, volaille, riz, légumes secs, sauces, marinades et gâteaux. Mettez-en très peu ! une goutte mélangée à un peu d'huile d'assaisonnement ou de miel suffit. Il est également possible d'utiliser directement les fruits séchés, entiers ou en poudre.

Signe zodiacal Bélier • **Astre** Mars, Pluton • **Élément** Terre, feu • **Niveau vibratoire** Note de fond et note de cœur

Cyprès

Nom latin *Cupressus sempervirens*

Famille botanique Cupressacées

Origine Europe méridionale, bassin méditerranéen, Iran, Liban

Obtention Distillation à la vapeur d'eau des cônes, feuilles et jeunes rameaux (80-100 kg de masse végétale →1 l d'huile essentielle)

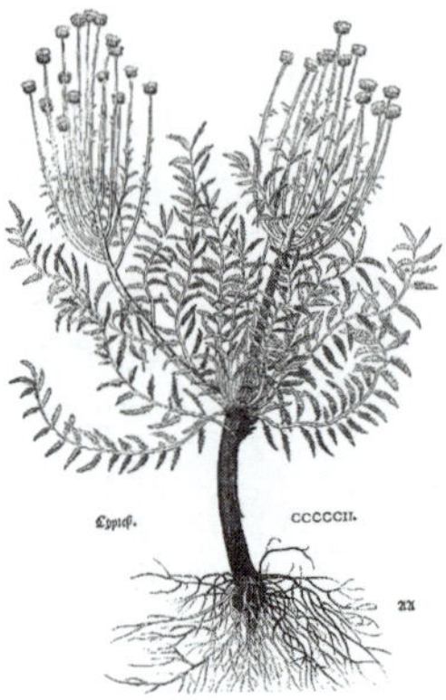

Composants D-pinène, d-camphène et d-sylvestrène, cymène, sabinol, acide valérique et camphre cupressique

---

Parfum

Chaud, boisé et doux

Psyché

L'huile essentielle de cyprès s'emploie en cas d'indécision, de doute, de pusillanimité, d'inhibitions ou d'angoisses. Elle apporte sentiment de sécurité et force mentale, clarifie les idées, aide à prendre des décisions, donne du courage, favorise la force de caractère et a un effet harmonisant et égalisant sur l'humeur.

Indications

En raison de ses propriétés résolutives, tonifiantes et astringentes, l'huile essentielle de cyprès est souvent utilisée en cosmétique pour les peaux grasses, ainsi qu'en cas de couperose ou de cellulite. Son action immunostimulante est très utile en présence de phénomènes de refroidissement, tels que grippe, sinusite, bronchite, asthme ou coqueluche. Elle facilite la respiration et réduit les suées. Ses propriétés antispasmodiques sont utiles en cas de troubles menstruels, de problèmes intestinaux, de rhumatismes, de tensions musculaires, de douleurs articulaires, de varices, d'affections veineuses, d'hémorroïdes ou de kystes ovariens.

Diffusion

Versez 3-4 gouttes dans un diffuseur d'arômes. Le parfum frais et puissant qui se dégage alors assainit l'air, détend, éclaircit les idées, et favorise la concentration.

Inhalation

Versez 2-4 gouttes dans une cuiller à soupe de miel, mélangez et remuez dans $^1/_4$ à $^1/_2$ l d'eau chaude. La vapeur ainsi produite est fluidifiante et antiseptique, soulage les infections, les troubles digestifs et la bronchite.

Massage

Versez 1-3 gouttes dans 4-5 cuillers à soupe de support gras (par ex. de l'huile d'arnica ou de calendula), mélangez et appliquez selon le cas sur la poitrine, le dos, les muscles, les articulations ou toute autre zone cutanée en massant. Cette onction est recommandée en cas de troubles circulatoires ou d'irrigation, de rides, de cellulite, de couperose, d'engelures, d'œdèmes, d'hématomes, de varices, de grippe, de difficultés respiratoires, d'asthme, de coqueluche, de troubles gastro-intestinaux ou de tensions musculaires ou articulaires.
Le massage des zones réflexes des pieds au moyen de cette préparation stimule l'élimination des toxines, combat le manque d'assurance et renforce la confiance en soi.

Compresse

Versez 2-3 gouttes dans une cuiller à soupe de miel, mélangez, puis mettez dans $^1/_4$ à $^1/_2$ l d'eau et remuez. Cette application astringente est recommandée en cas de couperose ou de cellulite et lorsque la peau est fatiguée, stressée ou flétrie.

Bain complet

Versez 3-6 gouttes dans 2-3 cuillers à soupe de miel, mélangez, puis mettez dans l'eau et remuez. Ce bain tonifiant soulage en cas d'infection, d'affection gynécologique, d'hémorroïdes, de tensions musculaires ou de problèmes articulaires. Il vivifie et rafraîchit la peau et assure le bien-être du corps et de l'esprit. Contre-indiqué en cas de fièvre.

Bain de pieds

Versez 3-6 gouttes dans une cuiller à soupe, mélangez, puis mettez dans l'eau et remuez. Ce traitement stimulant est efficace en cas de transpiration, stimule l'irrigation des tissus et soulage les pieds fatigués et les jambes lourdes.

Remarque

L'huile essentielle de cyprès est contre-indiquée durant la grossesse et chez les épileptiques.

Signe zodiacal Capricorne • **Astre** Saturne • **Élément** Terre, un peu feu • **Niveau vibratoire** Note de fond

Élémi

Nom latin *Canarium luzonicum*

Famille botanique Buséracées

Origine Philippines, Australie, Inde, Afrique, Amérique centrale et Amérique du Sud

Obtention Distillation à la vapeur d'eau de l'oléorésine suintant de l'écorce (4 kg d'oléorésine →1 l d'huile essentielle)

Composants Substance résineuse pour 60-70 % composée d'alcools et d'acides triterpéniques, phellandrène, dipentène, limonène et pinène

Parfum Aromatique et balsamique

Psyché

L'huile essentielle d'élémi s'emploie en cas de nervosité, d'agitation et de stress. Elle combat l'hyperactivité, aide à se détacher du tumulte extérieur et dispose à la méditation.

Indications

L'huile essentielle d'élémi possède des propriétés cutanées très utiles en cas de blessures, d'ulcérations ou de suppurations, mais elle s'avère aussi efficace dans le traitement des fractures et pour en accélérer la guérison.

Diffusion

Versez 3-4 gouttes dans un diffuseur d'arômes. Le parfum aromatique et balsamique qui se dégage alors fait barrage au tumulte extérieur et facilite le retour sur soi et la médiation.

Massage

Versez 3-5 gouttes dans 3-4 cuillers à soupe de support gras, mélangez et appliquez sur les articulations en massant. Cette onction relaxante renforce le tissu conjonctif, soulage les douleurs musculaires et articulaires, et s'avère très efficace dans le traitement des fractures et pour en accélérer la guérison.

Compresse

Versez 3-5 gouttes dans une cuiller à soupe de miel, mélangez, puis mettez dans $1/4$ à $1/2$ l d'eau et remuez. Cette application anti-inflammatoire est recommandée en cas d'abcès, d'ulcérations ou de plaies. Elle favorise en outre le processus de guérison des blessures osseuses et articulaires.

Bandage

Versez 20 gouttes dans 50 ml de base neutre pour pommades, mélangez, puis appliquez délicatement sur les plaies ou les parties osseuses blessées et fixez une bande autour. Ce bandage est notamment recommandé après le retrait d'un plâtre.

Bain complet

Versez 5-10 gouttes dans 2-3 cuillers à soupe de miel, mélangez, puis mettez dans l'eau et remuez. Ce bain réparateur calme les nerfs irrités, combat le stress et procure un sentiment de contentement harmonieux. Il accélère le processus de guérison en cas de lésions cutanées, de plaies ou de blessures osseuses.

Signe zodiacal Vierge • **Astre** Mercure • **Élément** Air, un peu eau • **Niveau vibratoire** Note de fond

Encens ou oliban

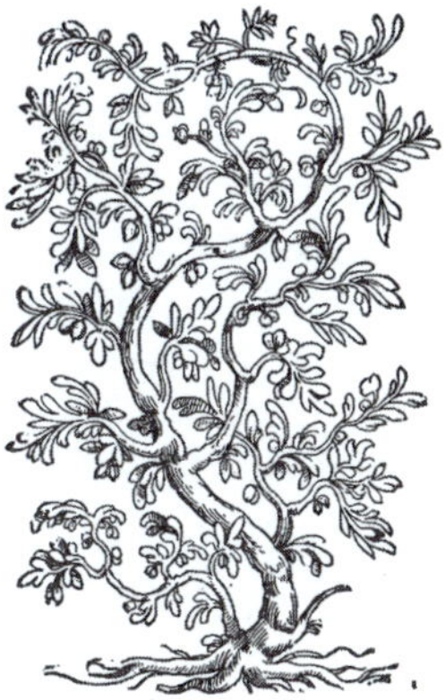

Nom latin	*Boswellia carterii, B. thurifera*
Famille botanique	Buséracées
Origine	Afrique, Arabie, Chine
Obtention	Distillation à la vapeur d'eau de la résine (250 kg de résine →1 l d'huile essentielle)
Composants	Alcool-cétones (olibanol), substances résiniques pour 30-60 %, camphène, dipentène, a- et b-pinène, phellandrène

Parfum Balsamique et délicat

Psyché

L'huile essentielle d'encens s'emploie en cas d'impulsivité, d'hyperactivité, d'angoisses ou d'agitation mentale. Elle calme l'esprit surchauffé, apaise les sens, aide à rassembler ses idées et apporte sérénité, paix et sentiment de sécurité. C'est donc l'huile de la méditation par excellence. En stimulant les forces spirituelles et l'activité intellectuelle, elle facilite en outre la mise en pratique des idées.

Indications

En raison de ses propriétés antiseptiques et régénérantes, l'huile essentielle d'encens convient parfaitement au traitement des peaux abîmées, flétries ou fatiguées, en cas d'impuretés de la peau, d'acné, de plaies, d'eczéma, de cicatrices ou de goutte, mais elle est aussi très utile contre les infections grippales, les catarrhes, la toux et le rhume de cerveau. C'est en outre un excellent remède bronchique et pulmonaire. Elle était utilisée au Moyen Âge contre les hémorragies, la bronchite et la pneumonie. On lui attribue enfin des propriétés stimulantes envers l'utérus.

Diffusion

Versez 3-4 gouttes dans un diffuseur d'arômes. Le parfum délicat et doucereux épicé qui se dégage alors, apaise le psychisme hyperréactif, invite à la méditation et au recueillement et donne un sentiment de sécurité apaisant. C'est un excellent antiseptique aérien !

Générateur de vapeur

L'huile essentielle d'encens se prête très bien aux fumigations et aux bains de vapeur, notamment en ce qui concerne les peaux abîmées ou fatiguées ou en cas de cicatrices.

Massage

Versez 1-2 gouttes dans 4-5 cuillers à soupe de support gras (par ex. de l'huile d'amande douce ou de jojoba), mélangez et appliquez selon le cas sur le front, les sinus maxillaires, dans la nuque, derrière les oreilles, sur la poitrine, le dos ou toute autre zone cutanée en massant. Cette onction apaisante est recommandée en cas d'infection des voies respiratoires supérieures, de rhume, de toux, de problèmes cutanés, de plaies ou de cicatrices.
Le massage des zones réflexes des pieds au moyen de cette préparation atténue l'hyperémotivité et rétablit l'équilibre psychique.

Compresse

Versez 1-3 gouttes dans une cuiller à soupe de miel, mélangez, puis mettez dans $1/4$ à $1/2$ l d'eau et remuez. Cette application est recommandée en cas de peau abîmée, d'acné ou de cicatrices.

Bain complet

Versez 4-6 gouttes dans 2-3 cuillers à soupe de miel, mélangez, puis mettez dans l'eau et remuez. Ce bain réparateur soigne les problèmes cutanés et les infections, aide à se détendre et fortifie le corps, l'âme et l'esprit. Contre-indiqué en cas de fièvre.

Remarque

L'huile essentielle d'encens est réservée à l'usage externe.

Signe zodiacal Capricorne • **Astre** Saturne • **Élément** Feu, un peu eau • **Niveau vibratoire** Note de fond légère

Épinette

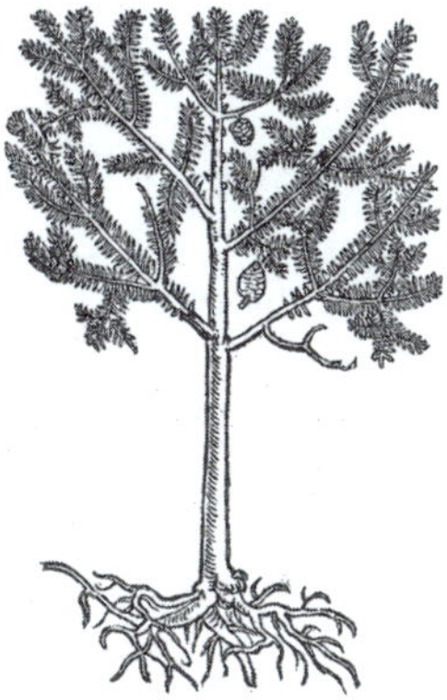

Nom latin	*Picea glauca, P. mariana*
Famille botanique	Abiétacées
Origine	Amérique du Nord, Canada, Asie orientale
Obtention	Distillation des aiguilles et de l'extrémité des rameaux à la vapeur d'eau (env. 80-120 kg de masse végétale →1 l d'huile essentielle)
Composants	Camphène, pinène et acide résinique

Parfum De sapin, frais et épicé

Psyché

L'huile essentielle d'épinette s'emploie en cas de manque d'assurance, d'épuisement physique et psychique, d'irritabilité, d'abattement ou d'instabilité psychique, accompagnés de cauchemars. Son parfum clarifiant possède des propriétés harmonisantes et tonifiantes ; il apporte courage, assurance et confiance en soi.

Indications

L'huile essentielle d'épinette a un effet bénéfique et antispasmodique sur le système respiratoire et la partie supérieure du ventre. Elle est principalement indiquée en cas d'oppression respiratoire, de crampes gastriques, d'estomac noué, de réplétion, de ballonnements ou de constipation, mais aussi en cas d'activité cardiaque difficile ; d'arythmie ; d'engourdissement et de vertiges en rapport avec des troubles digestifs ; de tensions musculaires dans le dos et les articulations ; de douleurs dans l'omoplate droite et dans la cage thoracique, ou de rhumatismes.

Diffusion

Versez 3-4 gouttes dans un diffuseur d'arômes. Le parfum frais et pur qui se dégage alors, produit une atmosphère positive, harmonieuse et détendue et apporte courage et détermination.

Excellent antiseptique aérien, l'huile essentielle d'épinette est particulièrement recommandée pour assainir les pièces enfumées.

Inhalation

Versez 1-3 gouttes dans une cuiller à soupe de miel, mélangez et remuez dans $^1/_4$ à $^1/_2$ l d'eau chaude. En cas d'infection, cette inhalation stimule les défenses immunitaires, fluidifie les sécrétions et combat les spasmes.

Sauna

Versez 2-6 gouttes dans l'eau du seau et aspergez-en les braises.

Massage

Versez 1-2 gouttes dans 4-5 cuillers à soupe de support gras (par ex. de l'huile de jojoba ou d'amande douce), mélangez et appliquez sur le dos, la poitrine, les bras ou les jambes, en massant. Cette onction soulage les contractures dans les membres, décrispe en cas d'oppression respiratoire, régularise le rythme cardiaque et apaise les troubles gastro-intestinaux. Le massage des zones réflexes des pieds au moyen de cette préparation combat l'instabilité psychique, augmente le tonus général et renforce la confiance en soi.

Compresse

Versez 1-3 gouttes dans une cuiller à soupe de miel, mélangez et remuez dans $^1/_4$ à $^1/_2$ l d'eau. Cette application hyperémiante est particulièrement recommandée en cas de troubles gastro-intestinaux et de douleurs musculaires ou articulaires.

Bain complet

Versez 3-6 gouttes dans 2-3 cuillers à soupe de miel, mélangez, puis mettez dans l'eau et remuez. Ce bain hyperémiant détend et tonifie le corps et l'esprit, favorise la positivité, et donne courage et assurance. Contre-indiqué en cas de fièvre.

Bain de pieds

Versez 1-3 gouttes dans 1-2 cuillers à soupe, mélangez, puis mettez dans l'eau et remuez. Effet décontractant et fortifiant sur les pieds et les jambes fatigués.

Désinfection des locaux

Versez 3-6 gouttes dans un peu de savon liquide ou de produit d'entretien, mélangez, puis mettez dans l'eau de ménage et remuez, ou bien, versez 2-3 gouttes dans le sac de l'aspirateur ou 3-4 gouttes dans l'encaustique destinée aux meubles. Vos pièces embaumeront ainsi d'un agréable parfum de forêt, particulièrement bénéfique en cas d'asthme ou d'allergie respiratoire.

Signe zodiacal Vierge • **Astre** Mercure • **Élément** Terre, partiellement feu • **Niveau vibratoire** Note de fond

Eucalyptus

Nom latin *Eucalyptus globulus*

Famille botanique Myrtacées

Origine Australie, bassin méditerranéen

Obtention Distillation à la vapeur d'eau des feuilles (50 kg de feuilles →1 l d'huile essentielle)

Composants Entre autres : cinéole ou eucalyptol pour 70-80 %, aldéhydes, cétone, alcools sesquiterpéniques, terpènes

---

Parfum Frais et intense

Psyché

L'huile essentielle d'eucalyptus s'emploie en cas d'affaiblissement psychique et physique, d'apathie, d'épuisement, d'incapacité à se concentrer ou à avoir une quelconque activité intellectuelle (révisions, lecture, apprentissage, etc). Elle aide à remettre de l'ordre dans ses idées, suscite l'envie de travailler, donne de la mobilité cérébrale et physique et apporte sérénité et harmonie.

Indications

L'huile essentielle d'eucalyptus est utilisée en cosmétique pour ses propriétés antiseptiques, notamment en cas de problèmes cutanés (impuretés, desquamations, acné, ou pellicules). Ses propriétés résolutives en font un remède intéressant contre les problèmes de muqueuses, tels que rhume, sinusite, infections du pharynx ou du larynx, toux ou bronchite, mais aussi contre les troubles gastro-intestinaux avec ballonnements, les parasites intestinaux et l'inflammation des voies urinaires. Elle est fluidifiante, antispasmodique, sudorale et désodorisante, hémostatique et fébrifuge (rechutes). Elle peut enfin s'avérer utile en cas d'adénome, de rhumatismes, de tumescences noueuses sur les poignets, de céphalées ou de névralgies.

Diffusion

Versez 3-4 gouttes dans un diffuseur d'arômes. Le parfum frais et aromatique qui se dégage alors assainit et aseptise l'air, soulage les infections, favorise la concentration et l'ardeur au travail, égaie et rassérène.

Inhalation

Versez 1-3 gouttes dans une cuiller à soupe de miel, mélangez, puis mettez dans $^1/_4$ à $^1/_2$ l d'eau et remuez. Cette inhalation antiseptique soulage en cas d'infection, stimule les défenses de l'organisme, détend, fluidifie les sécrétions et facilite la respiration.

Sauna

Versez 2-6 gouttes dans l'eau du seau et aspergez-en les braises.

Massage

Versez 1-2 gouttes dans 4-5 cuillers à soupe de support gras (par ex. de l'huile d'amande douce ou de noix de macadamia), mélangez et appliquez selon le cas sur le front, la nuque, la poitrine, le dos, le ventre, les muscles, les articulations, ou toute autre zone cutanée en massant. Cette onction stimule les défenses immunitaires en cas d'infection, tonifie et combat les spasmes en cas de douleurs musculaires ou dans les membres. Le massage des zones réflexes des pieds au moyen de cette préparation aide à surmonter les périodes d'épuisement, mobilise les réserves d'énergie et stimule les facultés intellectuelles.

Compresse

Versez 1-2 gouttes dans une cuiller à soupe de miel, mélangez, puis mettez dans $^1/_4$ à $^1/_2$ l d'eau et remuez. Ce traitement soulage en cas de problèmes cutanés, d'infection ou d'inflammation. Il combat les spasmes et soulage en cas de problèmes gastro-intestinaux, de douleurs articulaires et de névralgies.

Usage interne

Versez une goutte dans une cuiller à soupe de miel, mélangez, puis mettez dans une tasse d'eau chaude et remuez. Vous obtiendrez ainsi une boisson fluidifiante et immunostimulante en cas d'infection et antispasmodique et carminative en cas de troubles digestifs.

Soins capillaires

Versez 2-3 gouttes dans un peu de shampooing, mélangez et lavez-vous les cheveux normalement. Laissez agir quelques minutes avant de rincer. Ce traitement est recommandé en cas de démangeaisons du cuir chevelu, de pellicules ou de cheveux ternes.

Bain complet

Versez 3-6 gouttes dans 2-3 gouttes de miel, mélangez, puis mettez dans l'eau et remuez. Ce bain relaxant soulage les spasmes, stimule les défenses immunitaires et tonifie en cas d'infection ou de fatigue corporelle. Contre-indiqué en cas de fièvre.

Signe zodiacal Bélier, verseau • **Astre** Mars, Uranus • **Élément** Air, feu • **Niveau vibratoire** Note de tête

Fenouil

Nom latin	*Foeniculum vulgare*
Famille botanique	Ombellifères
Origine	Europe méridionale, bassin méditerranéen, Amérique, Asie
Obtention	Distillation à la vapeur d'eau des graines (50 kg de graines →1 l d'huile essentielle)
Composants	Anéthol jusqu'à 60 %, anisaldéhyde, camphène, d-fenchone, dipentène, estragol, fénone, phellandrène et pinène

Parfum

Suave, sucré et anisé

Psyché

L'huile essentielle de fenouil s'emploie en cas d'instabilité psychique, de crises de larmes ou de pusillanimité. Elle stabilise le système neurovégétatif, donne du courage et de l'assurance, procure chaleur et sentiment de sécurité et favorise l'altruisme.

Indications

L'huile essentielle de fenouil retend et régénère l'épiderme, favorise son hydratation et tonifie les peaux fatiguées ou stressées. Ses propriétés antispasmodiques et fluidifiantes sont utiles en cas de grippe, de bronchite, de coqueluche, de troubles gastro-intestinaux avec ballonnements, de nausées, de hoquet, de constipation ou de diarrhée. Elle s'utilise en outre pour améliorer le métabolisme, drainer la goutte, contre la surcharge pondérale, les rhumatismes et les calculs rénaux. Par ailleurs, elle améliore l'acuité visuelle en cas de faiblesse oculaire, influe positivement sur les troubles menstruels ou ménopausiques, favorise la sécrétion lactée en période d'allaitement, régule le système hormonal et prévient de ce fait l'ostéoporose.

Diffusion

Versez 1-3 gouttes dans un diffuseur d'arômes. Le parfum doux et aromatique qui se dégage alors, procure un sentiment de sécurité, rééquilibre et harmonise le système neurovégétatif et soulage en cas d'infection ou de refroidissement.

Inhalation

Versez 1-2 gouttes dans une cuiller à soupe de miel, mélangez, puis mettez dans $^1/_4$ à $^1/_2$ l d'eau chaude et remuez. Cette inhalation antiseptique est recommandée en cas d'infection des voies respiratoires supérieures, de rhume, de maux de gorge ou de bronchite.

Massage

Versez 1-2 gouttes dans 4-5 cuillers à soupe de support gras (par ex. de l'huile de camomille ou de millepertuis), mélangez et appliquez selon le cas sur le front, le dos, les reins, la poitrine, le ventre, les muscles ou les articulations, en massant. Cette onction soulage les coliques et les spasmes dans la région gastro-intestinale, apaise en cas d'infection ou de refroidissement et s'avère très utile en cas de problèmes musculaires ou articulaires. C'est un tonique musculaire très utilisé par les sportifs.
Le massage des zones réflexes des pieds au moyen de cette préparation défait les tensions et apporte équilibre et harmonie.

Compresse

Versez 1-3 gouttes dans une cuiller à soupe de miel, mélangez, puis mettez dans $^1/_4$ à $^1/_2$ l d'eau et remuez. Cette application apaisante est très utile en cas de bronchite, de troubles gastro-intestinaux, d'ulcère, de problèmes musculaires ou articulaires, d'infection ou de troubles oculaires.

Hygiène buccale

Versez 1/2 cuiller à café de vinaigre de fruit additionnée de 1-2 gouttes d'huile essentielle de fenouil dans un verre d'eau tiède, remuez, puis rincez-vous la bouche et gargarisez-vous. Ce bain de bouche antiseptique, fluidifiant et désodorisant est recommandé en cas d'infection ou de pharyngite.

Cuisine

L'huile essentielle de fenouil parfume agréablement légumes, sauces et galettes de pommes de terre, aromatise les gâteaux et le thé et sert à la fabrication de liqueurs. Mettez-en très peu ! une goutte mélangée à une cuiller à soupe de miel suffit.

Remarque

Soyez très parcimonieux dans l'utilisation de l'huile essentielle de fenouil ! À fortes doses, elle provoque des convulsions et des angoisses chez l'animal. L'usage interne est réservé à l'adulte et aux enfants à partir de 6 ans, car elle contient des principes actifs, comme le mélanthène, potentiellement toxiques pour les enfants en bas âge.

Signe zodiacal Taureau • **Astre** Vénus • **Élément** Terre, feu • **Niveau vibratoire** Note de cœur prononcée

Gaulthérie ou wintergreen

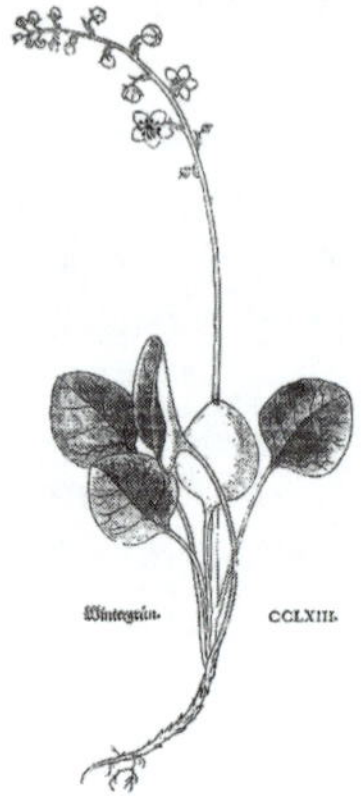

Nom latin	*Gaultheria procumbens*
Famille botanique	Éricacées
Origine	Amérique, Asie
Obtention	Distillation à la vapeur d'eau des feuilles (80-110 kg de feuilles →1 l d'huile essentielle)
Composants	Salicylate de méthyle pour 90-95 %, cétone, alcool secondaire et esters

Parfum Puissant, sucré et épicé

Psyché

L'huile essentielle de gaulthérie s'emploie en cas d'hyperréactivité nerveuse, de troubles dépressifs, de frustration, de vomissements et de boulimie malgré une sensibilité gastrique prononcée, ainsi que de libido exacerbée. Elle calme les sens irrités, détend, harmonise et aide à agir de manière rationnelle.

Indications

L'huile essentielle de gaulthérie est indiquée en cas de névralgies faciales ou crâniennes, de sciatique, de douleurs musculaires ou articulaires, de surmenage sportif, de raideurs articulaires ou de rhumatismes inflammatoires. Elle peut également s'avérer utile en cas de gastrite aiguë avec vomissements persistants et douleurs violentes dans l'épigastre, d'irritation vésicale ou prostatique ou de néphrite.

Diffusion

Versez 3-4 gouttes dans un diffuseur d'arômes. Le parfum intense, sucré et aromatique qui se dégage alors, crée une atmosphère paisible et détendue, calme les sens irrités et dispose à l'optimisme.

Massage

Versez 3-5 gouttes dans 4-5 cuillers à soupe de support gras (par ex. de l'huile de millepertuis ou de camomille), mélangez et appliquez selon le cas sur l'épigastre, le ventre, les maxillaires, le dos ou les articulations en massant. Cette onction relaxante, antispasmodique et analgésique est recommandée en cas de troubles gastro-intestinaux (massez la région du plexus solaire et de l'abdomen dans le sens des aiguilles d'une montre), de névralgies, de courbatures, de raideurs des membres, de surmenage sportif, de rhumatismes, de tennis-elbow, de sciatique, de névralgies ou de douleurs articulaires. Le massage des zones réflexes des pieds au moyen de cette préparation atténue l'hyperémotivité et harmonise le système neurovégétatif.

Compresse

Versez 1-3 gouttes dans une cuiller à soupe de miel, mélangez, puis mettez dans $^1/_4$ à $^1/_2$ l d'eau et remuez. Cette application relaxante est très utile après l'effort sportif ou en cas de douleurs musculaires ou articulaires, de rhumatismes ou de troubles gastro-intestinaux.

Bain complet

Versez 3-6 gouttes dans 2-3 cuillers à soupe de miel, mélangez, puis mettez dans l'eau et remuez. Ce bain harmonisant atténue les contractures, soulage les douleurs musculaires ou articulaires, rééquilibre et tonifie, renforce l'état général et calme les sens irrités.

Signe zodiacal Verseau • **Astre** Uranus • **Élément** Air, feu • **Niveau vibratoire** Note de tête

Genévrier

Nom latin *Juniperus communis*

Famille botanique Cupressacées

Origine Europe, Canada, Amérique

Obtention Distillation à la vapeur d'eau des baies mûres (50-200 kg de baies → 1 l d'huile essentielle)

Composants Bornéol et isobornéol, cadinène, pinène, camphène, terpinéol.

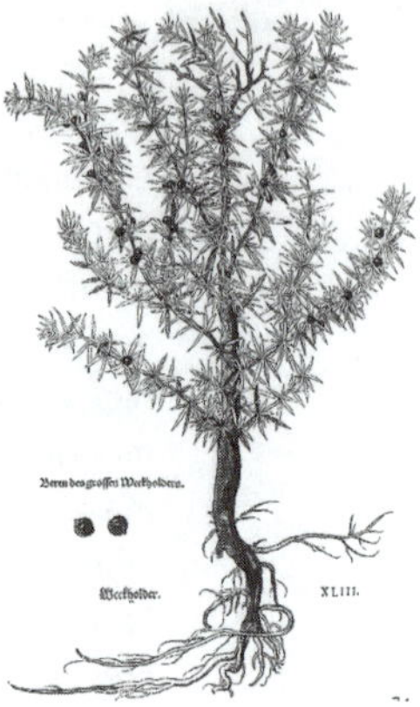

Parfum

Puissant et épicé

Psyché

L'huile essentielle de genévrier s'emploie en cas d'agitation intérieure, de psychose ou d'énervement. Elle calme et apaise les sens hyperréactifs, rééquilibre, harmonise et apporte ordre et clarté dans l'imaginaire individuel.

Indications

L'huile essentielle de genévrier est bénéfique en cas de peau grasse, d'acné, de couperose, de cellulite, de cicatrices, d'abcès, de furoncles ou d'infection accompagnée de toux et de céphalées. Désintoxiquante et dépurative elle est aussi indiquée en cas d'artériosclérose, de goutte, de rhumatismes, de dorsalgies ou de tensions musculaires. En raison de ses propriétés anti-inflammatoires et diurétiques, elle s'avère en outre très utile contre les troubles vésicaux ou rénaux chroniques et les œdèmes.

Diffusion

Versez 3-4 gouttes dans un diffuseur d'arômes. Le parfum aromatique qui se dégage alors crée une atmosphère détendue, équilibrante et clarifiante ; facteur d'équilibre psychique et d'harmonisation de l'univers mental.

Massage

Versez 1-3 gouttes dans 3-4 cuillers à soupe de support gras (par ex. de l'huile de camomille ou d'amande douce), mélangez et appliquez selon le cas sur le dos, les muscles, les articulations, ou toute autre zone cutanée, en massant. Cette onction désintoxiquante et hyperémiante est recommandée en cas de couperose, de cellulite, de contractures, de douleurs articulaires, de rhumatismes, de goutte, d'infection ou de troubles vésicaux ou rénaux chroniques. Le massage des zones réflexes des pieds au moyen de cette préparation a un effet désintoxiquant et drainant et renforce l'équilibre intérieur.

Compresse

Versez 1-3 gouttes dans une cuiller à soupe de miel, mélangez, puis mettez dans $^1/_4$ à $^1/_2$ l d'eau et remuez. Cette application est recommandée en cas de couperose, de peau grasse, d'acné, d'eczéma et autres problèmes cutanés, de cellulite, de rhumatismes, de goutte, de tensions musculaires ou de raideurs articulaires.

Bain complet

Versez 3-6 gouttes dans 2-3 cuillers à soupe de miel, mélangez, puis mettez dans l'eau et remuez. Ce bain favorise l'élimination des toxines, active l'irrigation sanguine, soulage les douleurs musculaires et articulaires et apporte une sensation de bien-être. Contre-indiqué en cas de fièvre.

Cuisine

L'huile essentielle de genévrier aromatise agréablement les légumes, notamment chou blanc, chou rouge et choucroute, le poisson, la viande rouge, la volaille et le gibier ainsi que les sauces et les marinades. Mettez-en très peu ! 1-2 gouttes mélangées à un peu d'huile végétale suffisent.

Remarque

Contre-indiqué durant la grossesse et en cas d'affection rénale aiguë.

Signe zodiacal Capricorne • **Astre** Saturne, Mars • **Élément** Feu, terre • **Niveau vibratoire** Note de fond légère

Géranium

Nom latin	*Pelargonium graveolens, P. odorantissimum, P. capitatum, P. roseum, P. fragrans*
Famille botanique	Géraniacées
Origine	Réunion, Égypte, Madagascar, Guinée, Algérie
Obtention	Distillation à la vapeur d'eau des feuilles fraîches et des parties vertes (500 kg de masse végétale →1 l d'huile essentielle)
Composants	Alcools (géraniol jusqu'à 80 %, bornéol, citronnellol, linalol, terpinéol), esters, cétone, phénols (eugénol) et terpènes (phellandrène, pinène)

Parfum De rose et d'agrume

Psyché

L'huile essentielle de géranium s'emploie en cas d'affaiblissement psychique et physique, d'angoisses, de dépression, de pusillanimité ou d'instabilité psychique. Elle détend, harmonise l'humeur, donne du ressort, favorise la ténacité et la constance et met à l'aise pour les négociations, les affaires, les entretiens etc.

Indications

L'huile essentielle de géranium est souvent utilisée en cosmétique pour les peaux sèches, fatiguées, abîmées ou nécessitant traitement, en cas d'acné, d'impuretés, d'eczéma, de lichen, de lésions, d'ulcérations, de cicatrices, de psoriasis, de zona, etc. Son effet astringent est utile contre les rides et la cellulite. Elle produit en outre un effet hémostatique en cas de saignements de nez, d'hémorroïdes ou d'hémorragies génitales. Elle est enfin utilisée comme analgésique et antispasmodique en cas de calculs rénaux, de gastro-entérite, d'ulcère gastrique, de brûlures d'estomac, de rhumatismes, de douleurs musculaires ou de névrite.

Diffusion

Versez 3-4 gouttes dans un diffuseur d'arômes. Le parfum de rose qui se dégage alors, crée une atmosphère détendue et harmonieuse stimulant les facultés intellectuelles et favorisant l'habileté tactique lors de négociation. Il éloigne en outre les insectes.

Massage

Versez 1-2 gouttes dans 4-5 cuillers à soupe de support gras (par ex. de l'huile de jojoba ou de noix de macadamia), mélangez et appliquez selon le cas sur le ventre, le dos, les muscles et les articulations, ou toute autre zone cutanée en massant. Cette onction soulage les problèmes cutanés et les douleurs musculaires ou articulaires combat les spasmes et éloigne les insectes. Le massage des zones réflexes des pieds au moyen de cette préparation réduit l'état d'épuisement général ou la fatigue et stimule les facultés intellectuelles. Ce traitement s'avère aussi très efficace durant une convalescence.

Compresse

Versez 1-3 gouttes dans une cuiller à soupe de miel, mélangez, puis mettez dans $^1/_4$ à $^1/_2$ l d'eau et remuez. Cette application antispasmodique, hémostatique et régénérante est recommandée en cas d'hémorroïdes ou de problèmes cutanés.

Piqûres d'insectes

Pour soulager les démangeaisons et éloigner les insectes, versez quelques gouttes d'huile essentielle de géranium sur un morceau de ouate et appliquez par petites touches sur la piqûre. Par prévention, enduisez-vous le corps du mélange pour massages.

Bain complet

Versez 4-6 gouttes dans 2-3 cuillers à soupe de miel, mélangez, puis mettez dans l'eau et remuez. Ce bain réparateur régénère la peau, mobilise les réserves de force physique et psychique, donne de l'énergie et incite à l'optimisme.

Remarque

L'huile essentielle de géranium est réservée à l'usage externe, mais les feuilles fraîches de géranium rosat assaisonnent agréablement glaces, compotes, puddings et gâteaux.

Signe zodiacal Cancer • **Astre** Lune • **Élément** Eau, un peu terre • **Niveau vibratoire** Note de cœur

Gingembre

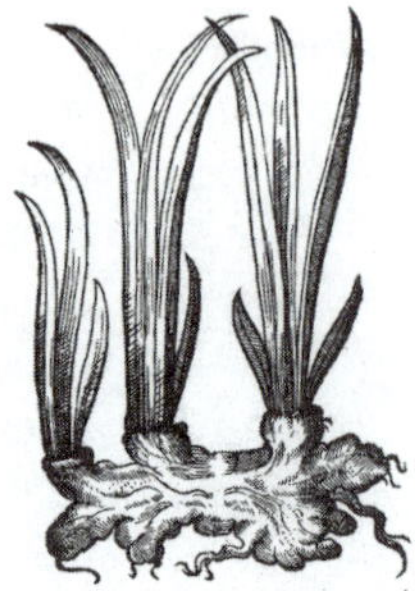

Nom latin *Zingiber officinale*

Famille botanique Zingibéracées

Origine Indes, régions tropicales d'Asie, Sri Lanka, Chine, Java, Philippines, Tahiti, Amérique centrale, Floride, Japon

Obtention Distillation à la vapeur d'eau des racines (50 kg de racines →1 l d'huile essentielle)

Composants Sesquiterpènes (camphène, d-phellandrène, zingibérène), alcools sesquiterpéniques (isobornéol, linalol), terpène, citral, résine

Parfum Doux et épicé

Psyché

L'huile essentielle de gingembre s'emploie en cas d'affaiblissement, de symptômes de fatigue physique et psychique, d'apathie et d'absence de perspectives. Elle stabilise le système nerveux, apporte chaleur et énergie, réveille l'envie de vivre, confère espoir et force, favorise l'inspiration et aide à se décider dans les affaires de goût.

Indications

L'huile essentielle de gingembre est indiquée en cas de faiblesse gastro-intestinale avec douleurs, ballonnements, diarrhée, ulcère gastrique ou hémorroïdes ; de troubles génitaux ; d'infection urinaire avec douleurs térébrantes ou sensation de brûlure dans l'urètre et incontinence urinaire, ainsi qu'en cas de migraine avec éblouissements et douleurs ophtalmiques. Elle est en outre utile en cas de congestion nasale avec dessèchement des muqueuses, picotements, enrouement et grattements dans la gorge ; de difficultés respiratoires ; d'asthme ; de toux sèche avec expectorations matinales ; de points dans la poitrine ; de cataracte et de scorbut.

Diffusion

Versez 3-4 gouttes dans un diffuseur d'arômes. Le parfum doux et épicé qui se dégage alors renforce la confiance en soi, aide à se décider à résoudre problèmes en instance et produit en outre un effet antiseptique en cas d'infection ou de refroidissement.

Inhalation

Versez 1-3 gouttes dans une cuiller à soupe de miel, mélangez et remuez dans $^{1}/_{4}$ à $^{1}/_{2}$ l d'eau chaude. Cette inhalation a un effet anti-inflammatoire, fluidifiant et expectorant en cas d'infection des voies respiratoires supérieures.

Massage

Versez 1-2 gouttes dans 4-5 cuillers à soupe de support gras (par ex. de l'huile de camomille ou d'amande douce), mélangez et appliquez selon le cas sur le front, la poitrine, le dos ou le ventre, en massant (massez la région du plexus solaire et de l'abdomen dans le sens des aiguilles d'une montre). Cette onction a un effet antispasmodique et tonifiant sur l'appareil digestif, soulage les infections et les refroidissements et tonifie l'appareil uro-génital. Le massage des zones réflexes des pieds au moyen de cette préparation aide à surmonter les périodes de faiblesse, augmente le tonus général et favorise la stabilisation du psychisme.

Compresse

Versez 1-3 gouttes dans une cuiller à soupe de miel, mélangez, puis mettez dans $^{1}/_{4}$ à $^{1}/_{2}$ l d'eau et remuez. Cette application est recommandée pour soulager les spasmes et les contractures dans l'épigastre et le ventre et elle a un effet fluidifiant et expectorant en cas d'infection. En cas de problème oculaire, elle renforce la vision lorsqu'on l'applique sur les paupières.

Hygiène buccale

Versez 1/2 cuiller à café de vinaigre de fruit additionnée de 1-2 gouttes d'huile essentielle de gingembre dans un verre d'eau tiède, remuez, puis rincez-vous la bouche et gargarisez-vous. Ce bain de bouche a un effet antiseptique et désodorisant en cas d'inflammation œdémateuse de la gorge.

Cuisine

L'huile essentielle de gingembre parfume agréablement boissons rafraîchissantes, thé, sauces, légumes et riz. Mettez-en très peu ! une goutte mélangée à un peu de miel de miel suffit.

Signe zodiacal Bélier, lion • **Astre** Mars, soleil • **Élément** Feu • **Niveau vibratoire** Note de fond

Giroflier

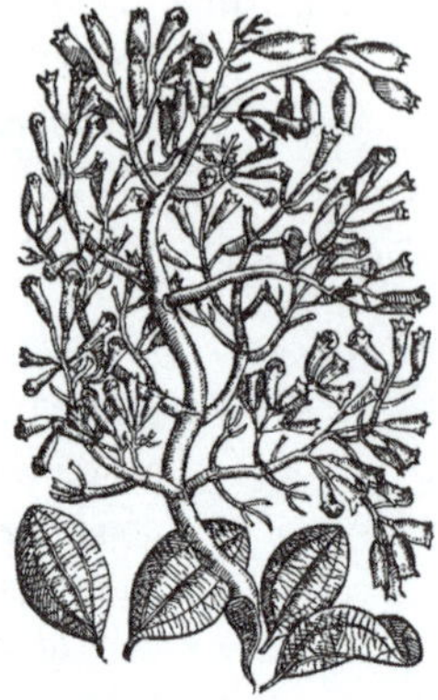

Nom latin *Syzygium jambolana, Eugenia caryophyllata*

Famille botanique Myrtacées

Origine Inde, Indonésie, Madagascar, Zanzibar, Réunion, Moluques, Tanzanie

Obtention Distillation à la vapeur d'eau des feuilles (50 kg de feuilles →1 l d'huile essentielle)

Composants Phénols à 70-80 % (notamment eugénol), acétate d'eugénol, acide benzoïque, benzoate de benzyl, furfurol, sesquiterpène (β-caryophyllène) et vanilline.

Parfum

Puissant, doucereux et épicé

Psyché

L'huile essentielle de giroflier s'emploie en cas de blocages psychologiques, de conflits intérieurs et de difficultés non surmontées. Sa chaleur envahit les êtres transis, délivre le psychisme des emprises négatives et facilite la distanciation mentale par rapport aux choses mal vécues. Elle fortifie les nerfs, dispose à la réconciliation, au contentement et à l'harmonie.

Indications

L'huile essentielle de giroflier est désodorisante. Son parfum chaud et légèrement épicé se retrouve dans de nombreux produits de beauté et sert aussi à éloigner les insectes. Elle a un effet anti-inflammatoire en cas de maux de dents, de gingivite ou d'infection de la gorge ; elle possède des propriétés stomachiques, digestives et carminatives et soigne les diarrhées. Par ailleurs, elle dénoue les contractures, facilite la délivrance, augmente le tonus général et stimule la libido.

Diffusion

Versez 3-4 gouttes dans un diffuseur d'arômes. Le parfum légèrement épicé et chaud qui se dégage alors harmonise le système nerveux bloqué, réconforte et tonifie. Afin d'éloigner les insectes, vous pouvez aussi verser quelques gouttes sur un mouchoir et le placer sur un rebord de fenêtre.

Massage

Versez 1-2 gouttes dans 3-4 cuillers à soupe de support gras (par ex. de l'huile de germe de blé ou d'avocat), mélangez et appliquez selon le cas sur les articulations ou toute autre zone cutanée en massant. Cette onction relaxante tonifie en cas d'affaiblissement général, et soulage les crispations dans la sphère digestive (massez la région du plexus solaire et de l'abdomen dans le sens des aiguilles d'une montre), ainsi que les douleurs dans les muscles, les articulations ou les membres.
Le massage des zones réflexes des pieds au moyen de cette préparation peut aider à la suppression des blocages psychologiques, augmente le potentiel de forces et rétablit l'équilibre psychique.

Hygiène buccale

Versez 1-2 gouttes dans un verre d'eau, remuez, puis rincez-vous la bouche et gargarisez-vous. Ce bain de bouche désodorisant et antiseptique est recommandé en cas d'infection du pharynx ou des amygdales, de gingivite ou d'inflammation des muqueuses buccales.

Cuisine

L'huile essentielle de giroflier parfume agréablement viande rouge, gibier, volaille, poisson, certains légumes tels que chou rouge ou choux de Bruxelles, pain d'épices, vin chaud, fruits au four et fruits au rhum. Mettez-en très peu ! 1-2 gouttes mélangées à un peu d'huile végétale ou de miel suffisent.

Remarque

L'huile essentielle de giroflier est contre-indiquée durant la grossesse. Elle doit toujours être faiblement dosée, car elle peut, chez les personnes sensibles, provoquer une irritation de la peau. Aussi, mieux vaut-il procéder au préalable à un petit test cutané en versant quelques gouttes diluées sur l'avant-bras. En raison de sa teneur élevée en eugénol, l'huile essentielle de giroflier peut attaquer les métaux.

Signe zodiacal Lion • **Astre** Soleil • **Élément** Terre, un peu feu • **Niveau vibratoire** Note de fond

Hysope

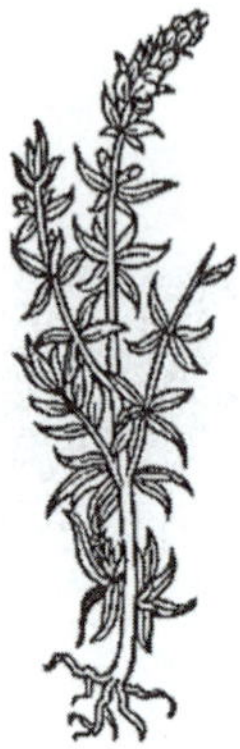

Nom latin *Hyssopus officinalis*

Famille botanique Lamiacées

Origine Bassin méditerranéen, Europe, Amérique

Obtention Distillation à la vapeur d'eau des sommités fleuries (200-300 kg de masse végétale →1 l d'huile essentielle)

Composants Alcools, géraniol, bornéol, thujone, phellandrène et une quantité importante de pinocamphone (cétone terpénique)

Parfum Aromatique et légèrement âpre

Psyché

L'huile essentielle d'hysope s'emploie en cas de fragilité psychologique, d'irritabilité, de comportement dépressif ou de difficultés de concentration. Il stabilise le système nerveux éprouvé et stimule les facultés intellectuelles.

Indications

En raison de ses propriétés antiseptiques, l'huile essentielle d'hysope est indiquée en cas de problèmes cutanés ou d'impuretés, de grippe, d'infection des voies respiratoires supérieures, de mucosités, de catarrhe chronique, d'asthme, de maux de gorge, de pleurésie ou d'affections pulmonaires. Elle peut aussi s'avérer efficace en cas de troubles gastro-intestinaux, de troubles digestifs ou de manque d'appétit. Elle produit en outre un effet vulnéraire en cas d'eczéma, d'affection cutanée, d'hématomes, d'ecchymoses, de coupures, d'éraflures, d'élongations ou de douleurs rhumatismales. Enfin, elle équilibre la tension artérielle, renforce l'état général et augmente le tonus après une maladie éprouvante.

Diffusion

Versez 3-4 gouttes dans un diffuseur d'arômes. Le parfum aromatique et épicé qui se dégage alors, assainit l'air, a un effet antiseptique en cas d'infection, stimule les facultés intellectuelles et augmente la capacité de concentration.

Massage

Versez 1-2 gouttes dans 4-5 cuillers à soupe de support gras (par ex. de l'huile de jojoba, d'arnica ou de calendula), mélangez et appliquez selon le cas sur le dos, la poitrine ou l'épigastre ou le ventre (massez la région du plexus solaire et de l'abdomen dans le sens des aiguilles d'une montre) en massant. Cette onction est recommandée en cas d'affection cutanée, d'ecchymoses, de coupures, d'infection, de bronchite, de mucosités, de troubles gastro-intestinaux ou de rhumatismes.
Le massage des zones réflexes des pieds au moyen de cette préparation combat la neurasthénie, stimule les défenses naturelles de l'organisme et augmente le potentiel de forces intellectuelles.

Compresse

Versez 1-2 gouttes dans une cuiller à soupe de miel, mélangez, puis mettez dans env. $^1/_4$ l d'eau et remuez. Cette application est très utile en cas de lésions cutanées, d'eczéma, de plaies, de troubles gastro-intestinaux ou de rhumatismes.

Bain complet

Versez 3-5 gouttes dans 2-3 cuillers à soupe de miel, mélangez, puis mettez dans l'eau et remuez. Ce bain anti-inflammatoire favorise le processus de guérison en cas de lésions cutanées, d'infection ou de rhumatismes, et active les forces psychiques et physiques. Contre-indiqué en cas de fièvre.

Cuisine

L'hysope parfume agréablement soupes, poisson, viande rouge, salades, fromage blanc, sauces et marinades. Utilisez uniquement la plante fraîche ou séchée, en aucun cas l'huile essentielle !

Remarque

L'huile essentielle d'hysope est réservée à l'usage externe car, ingérée, elle peut irriter les nerfs, voire provoquer des convulsions. Aussi est-il recommandé aux personnes sensibles d'y renoncer. Elle est contre-indiquée durant la grossesse et chez les personnes épileptiques.

Signe zodiacal Vierge • **Astre** Mercure • **Élément** Terre, un peu feu • **Niveau vibratoire** Note de fond légère

Jatamansi ou nard de l'Hymalaya

Nom latin *Nardostachys jatamansi*

Famille botanique Valérianacées

Origine Himalaya

Obtention Distillation à la vapeur d'eau des racines de *Nardostachys jatamansi*, plante himalayenne poussant au-dessus de 4 000 m (100 kg de racines → 1 l d'huile essentielle)

Composants Acide isovalérique

Parfum

Amer, âpre et doucereux

Psyché

L'huile essentielle de jatamansi s'emploie en cas d'énervement, de stress, d'excitation, de surmenage professionnel ou privé, de pressions, de hâte, de colère ou d'agitation intérieure. Elle possède des propriétés harmonisantes, équilibrantes et tonifiantes, apaise le système neurovégétatif en cas d'hyperréactivité, améliore la qualité du sommeil et permet de retrouver durablement le calme.

Indications

L'huile essentielle de jatamansi a un effet très apaisant en cas d'irritation cutanée ou d'allergie. Elle calme les palpitations, les troubles cardiaques d'origine nerveuse, les troubles gastro-intestinaux, les coliques, les migraines, les tensions musculaires, les affections gynécologiques, les troubles menstruels, les spasmes et les crises d'épilepsie.

Diffusion

Versez 3-4 gouttes dans un diffuseur d'arômes. Le parfum légèrement épicé et amer qui se dégage alors atténue l'irritation du système nerveux, répand paix et sérénité, rééquilibre et tonifie.

Massage

Versez 1-2 gouttes dans 4-5 cuillers à soupe de support gras (par ex. de l'huile d'amande douce ou de millepertuis), mélangez et appliquez selon le cas sur la poitrine, le ventre, le dos, les tempes, les muscles, les articulations ou toute autre zone cutanée en massant. Cette onction sédative est recommandée en cas d'irritation cutanée, de migraine, de spasmes ou de coliques.

Le massage des zones réflexes des pieds au moyen de cette préparation atténue le stress et l'agitation intérieure et a un effet harmonisant sur le système neurovégétatif.

Compresse

Versez 1-2 gouttes dans une cuiller à soupe de miel, mélangez, puis mettez dans $^1/_4$ à $^1/_2$ l d'eau et remuez. Cette application sédative est recommandée en cas de problèmes cutanés, de palpitations d'origine nerveuse, de contractures ou de coliques.

Bain complet

Versez 3-5 gouttes dans 3-4 cuillers à soupe de miel, mélangez, puis mettez dans l'eau et remuez. Ce bain réparateur facilite le retour au calme en cas de surmenage nerveux et favorise l'assoupissement. Contre-indiqué en cas de fièvre.

Remarque

L'huile essentielle de jatamansi s'utilise avec parcimonie.

Signe zodiacal Vierge • **Astre** Mercure • **Élément** Terre, un peu feu • **Niveau vibratoire** Note de fond

Laurier

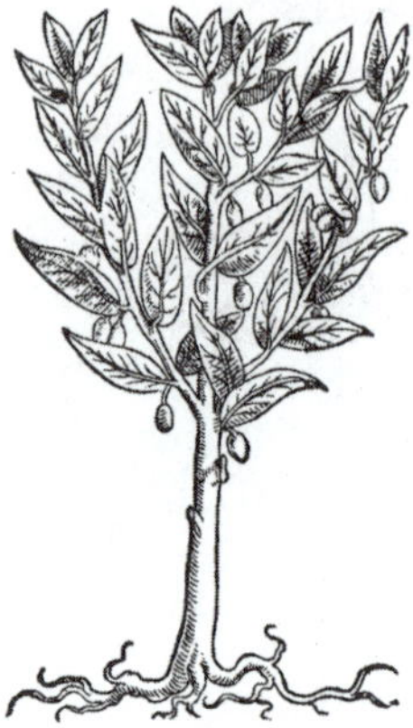

Nom latin *Laurus nobilis*

Famille botanique Lauracées

Origine Asie mineure, bassin méditerranéen

Obtention Distillation à la vapeur d'eau des feuilles et des fruits (Env. 50 kg de masse végétale →1 l d'huile essentielle)

Composants Cinéole jusqu'à 50 %, α-pinène, eugénol, géraniol, linalol, phellandrène, sesquiterpène, alcool sesquiterpénique

Parfum Aromatique et épicé

Psyché

L'huile essentielle de laurier s'emploie en cas de d'affaiblissement de l'état psychique avec tendance aux syncopes. Elle soutient et tonifie le système nerveux instable, augmente le tonus général et redonne confiance en soi.

Indications

L'huile essentielle de laurier est très utile dans le traitement de divers problèmes cutanés, car elle possède des propriétés antiseptiques et désinfectantes. Elle est aussi indiquée en cas de grippe ; de fièvre ; de bronchite ; d'asthme ; de difficultés respiratoires avec manque d'oxygène ; de crispations thoraciques avec troubles cardiaques et cyanose de la peau ; de troubles gastro-intestinaux avec ballonnements, nausées ou vomissements ; de mal des transports ; de coliques et de spasmes ou de troubles hépatiques. Elle s'avère en outre efficace en cas de tensions musculaires, de douleurs rhumatismales, de raideurs articulaires, d'élongations, de nodules sur les doigts, de plaies ou de blessures. Elle est enfin très utilisée en médecine vétérinaire.

Diffusion

Versez 3-4 gouttes dans un diffuseur d'arômes. Le parfum épicé qui se dégage alors facilite et décrispe la respiration, a un effet antiseptique en cas d'infection, crée une atmosphère détendue et favorise l'estime de soi.

Massage

Versez 1-3 gouttes dans 4-5 cuillers à soupe de support gras (par ex. de l'huile de sésame ou de l'huile d'amande), mélangez et appliquez selon le cas sur les épaules, le dos, la poitrine, l'épigastre, le ventre (massez la région du plexus solaire et de l'abdomen dans le sens des aiguilles d'une montre), les doigts, les muscles, les articulations ou toute autre zone cutanée en massant. Cette onction antiseptique et analgésique est recommandée en cas de problèmes cutanés ; de contractures dans la nuque, les épaules ou le dos ; de nodules sur les articulations ; de crispations thoraciques ; de spasmes gastro-intestinaux ; d'élongations ou de rhumatismes.
Le massage des zones réflexes des pieds au moyen de cette préparation atténue l'oppression et les états de faiblesse, stimule l'élimination des toxines et augmente le bien-être corporel.

Compresse

Versez 3-5 gouttes dans une cuiller à soupe de miel, mélangez, puis mettez dans $^1/_4$ à $^1/_2$ l d'eau et remuez. Cette application est recommandée en cas d'impuretés de la peau, de raideurs articulaires, d'élongations, de crispations ou de blessures.

Soins capillaires

Versez 2-3 gouttes dans un peu de shampooing, mélangez et lavez-vous les cheveux normalement. Laissez agir quelques minutes avant de rincer. Ce traitement est recommandé en cas d'alopécie ou de maladie infectieuse (par ex. typhus).

Bain complet

Versez 5-8 gouttes dans 2-3 cuillers à soupe de miel, mélangez, puis mettez dans l'eau et remuez. Ce bain fortifiant soulage en cas de problèmes cutanés, dénoue les tensions musculaires et articulaires et favorise l'équilibre physique et psychique. Contre-indiqué en cas de fièvre.

Cuisine

Le laurier est une plante aromatique depuis longtemps utilisée en cuisine pour parfumer les soupes, la viande rouge, le poisson, la volaille, le riz et les légumes secs, mais aussi certains mets sucrés. Mettez-en très peu ! une goutte d'huile essentielle mélangée à un peu d'huile végétale ou du miel suffit.

Soins vétérinaires

Versez quelques gouttes d'huile essentielle de laurier dans un peu d'huile végétale, mélangez et appliquez par petites touches sur les plaies ou les blessures ou par onction sur les articulations douloureuses. De bons résultats ont également été obtenus sur des vaches présentant des nodules sur les pis. Dans certains cas de figure, les compresses peuvent également s'avérer utiles.

Remarque

En raison de sa teneur élevée en eugénol, l'huile essentielle de laurier peut attaquer les métaux.

Signe zodiacal Sagittaire • **Astre** Mars • **Élément** Terre • **Niveau vibratoire** Note de fond

Lavande

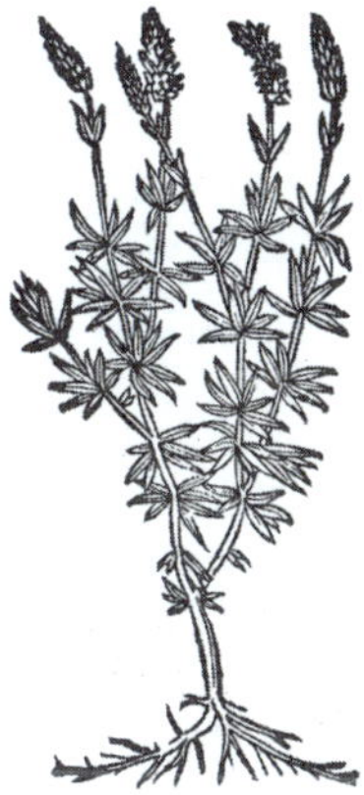

Nom latin	*Lavandula officinalis, L. hybrida, L. vera, L. fragrans, L. angustifolia*
Famille botanique	Lamiacées
Origine	Europe, bassin méditerranéen
Obtention	Distillation à la vapeur d'eau des sommités fleuries (100-120 kg de masse végétale →1 l d'huile essentielle)
Composants	Principalement bornéol, géraniol, linalol, géranyle, linalyle, pinène, limonène et phénol.

Parfum Suave et fleuri

Psyché

L'huile essentielle de lavande s'emploie en cas de dépression, de troubles du sommeil, d'énervement ou d'excitation émotionnelle. Elle défait les tensions intérieures, calme l'agitation, soulage les peines, les soucis et les contrariétés, favorise un sommeil réparateur et aide à prendre des décisions.

Indications

L'huile essentielle de lavande est très polyvalente. Elle est efficace contre de nombreux problèmes cutanés : acné, eczéma, dermatoses, coups de soleil, brûlures, lésions cutanées inflammatoires ou irritations de la peau. Ses propriétés analgésiques et antispasmodiques en font un excellent remède contre les migraines, les céphalées, les névralgies ou les tensions musculaires et articulaires. Entre autres indications, citons notamment les piqûres d'insectes, les morsures de serpent, les invasions de vermine, les mites, les poux, les démangeaisons ou l'alopécie. Elle stimule le système immunitaire, régularise la tension, calme les nerfs cardiaques, combat l'épilepsie et soigne la coqueluche, les otalgies, les nausées, les vomissements, les diarrhées et les fistules anales. Elle est en outre diurétique, emménagogue et anthelmintique. Ses propriétés anti-inflammatoires sont utiles en cas de cystite, de vaginite, de zona, de furoncles, d'abcès, d'infections, de bronchite, d'arthrite, de coupures, d'égratignures, d'hématomes, de coliques, d'œdèmes, de gelures ou d'épuisement.

Diffusion

Versez 3-4 gouttes dans un diffuseur d'arômes. Le parfum suave qui se dégage alors crée une atmosphère apaisante et harmonieuse, calme l'esprit surchauffé et dispose à agir de manière constructive et à parler ouvertement. En cas de troubles du sommeil, versez 1-2 gouttes sur un mouchoir et posez-le à côté de votre oreiller.

Inhalation

Versez 1-3 gouttes dans une cuiller à soupe de miel, mélangez et remuez dans $^1/_4$ à $^1/_2$ l d'eau chaude. La vapeur ainsi produite soulage les problèmes cutanés, les infections ou l'inflammation des muqueuses et combat le rhume, la bronchite et la laryngite.

Générateur de vapeur

En raison de ses propriétés apaisantes, l'huile essentielle de lavande se prête très bien aux fumigations et aux bains de vapeur, notamment en ce qui concerne les peaux irritées ou stressées.

Massage

Versez 1-3 gouttes dans 4-5 cuillers à soupe de support gras (par ex. de l'huile de camomille, de millepertuis ou d'amande douce), mélangez et appliquez en massant, selon le cas, les tempes, la nuque, les épaules, le dos, la poitrine, le ventre (massez la région du plexus solaire et de l'abdomen dans le sens des aiguilles d'une montre), les muscles ou les articulations. Cette onction est recommandée en cas de problèmes cutanés, de contractures, de céphalées, de spasmes, de nervosité et de douleurs musculaires ou articulaires.

Compresse

Versez 1-4 gouttes dans une cuiller à soupe de miel, mélangez, puis mettez dans $^1/_4$ à $^1/_2$l d'eau et remuez. Cette application apaisante et analgésique est particulièrement recommandée dans le traitement des problèmes cutanés, des contractures, des hématomes et des œdèmes.

Brûlures

En cas de brûlure, appliquez immédiatement de l'huile de lavande non diluée sur la peau et répétez régulièrement l'opération jusqu'à diminution de la douleur. Faites de même pour les coupures et les égratignures.

Soins capillaires

Versez 2-3 gouttes dans un peu de shampooing, mélangez et lavez-vous les cheveux normalement. Laissez agir quelques minutes avant de rincer. Ce traitement est recommandé en cas d'irritation du cuir chevelu ou d'alopécie.

Bain complet

Versez 6-8 gouttes dans 2-3 cuillers à soupe de miel, mélangez, puis mettez dans l'eau et remuez. Ce bain réparateur calme et détend en cas de stress, d'énervement, d'infection ou de problèmes cutanés ou musculaires. Contre-indiqué en cas de fièvre.

Bain de pieds

Versez 3-4 gouttes dans 1-2 cuillers à soupe de miel, mélangez, puis mettez dans l'eau et remuez. Ce traitement est recommandé en cas de jambes et pieds fatigués ou tendus, d'œdèmes ou de lésions cutanées.

Ménage

Versez 2-3 gouttes sur un chiffon que vous placerez dans une armoire afin d'éloigner les mites, et que vous remplacerez régulièrement. Pour parfumer agréablement votre linge, versez 1-2 gouttes dans le dernier rinçage de la machine à laver.

Cuisine

L'huile essentielle de lavande (*L. officinalis*) parfume agréablement boissons, fruits, salades, sauces et légumes. Mettez-en très peu ! une goutte mélangée à un peu de miel suffit.

Désinfection des locaux

Versez 2-3 gouttes dans une cuiller à soupe de savon liquide ou de produit d'entretien, mélangez, puis mettez dans l'eau de ménage et remuez, ou bien versez 2-3 gouttes dans le sac de l'aspirateur ou dans l'encaustique destinée aux meubles. Le parfum frais de la lavande assainit l'air et crée une atmosphère harmonieuse.

Remarque

En usage interne, l'huile essentielle de lavande s'utilise à très faible dose car elle peut, en agissant sur le système nerveux central, provoquer une baisse de vigilance, voire des troubles de la conscience.

Signe zodiacal Vierge, balance • **Astre** Mercure • **Élément** Air • **Niveau vibratoire** Note de cœur légère

Lemongrass

Nom latin	*Cymbopogon citratus, C. flexuosus*
Famille botanique	Graminées
Origine	Inde, Chine, Madagascar, Afrique, Amérique du Sud, régions tropicales d'Amérique, Indonésie, Sri Lanka, Seychelles
Obtention	Distillation à la vapeur d'eau de l'herbe (40-55 kg de masse végétale →1 l d'huile essentielle)
Composants	*C. Citratus* : citral pour env. 70-85 %, caprinate, citronnellol, dipentène, farnésol, furfural, géraniol, isopulégol, aldéhyde isovalérique, l-linalol, methylhepténone, myrcène, n-dézylaldéhyde, nérol, terpinéol, ester isovalérique *C. flexuosus* : citral pour env. 70-85 %, citronnellol, dipentène, farnésol, géraniol, limonène, linalol, méthylhepténol, myrcène, n-dézylaldéhyde, nérol

Parfum De citron, puissant

Psyché

L'huile essentielle de lemongrass s'emploie en cas d'apathie, de dépression ou de psychorigidité. Elle rafraîchit et vivifie le corps et l'esprit, favorise la concentration, incite à l'optimisme, stimule l'envie d'entreprendre et la créativité et crée une atmosphère sereine et agréable.

Indications

L'huile essentielle de lemongrass est très utilisée en cosmétique. Ses propriétés astringentes et rafraîchissantes conviennent aux peaux normales comme aux peaux grasses, fatiguées, aux pores dilatés, ou abîmées. Son effet désodorisant et désintoxiquant explique sa présence fréquente dans les produits pour le bain et les lotions pour le corps. Les huiles de massage en contiennent souvent afin de renforcer le tissu conjonctif. En raison de ses propriétés anti-inflammatoires, elle est en outre indiquée en cas de grippe, de fièvre, de rhume, de troubles digestifs, de ballonnements, de diarrhée, de constipation, de varices ou de stase lymphatique. Elle est aussi galactogène. En médecine ayurvédique, le lemongrass est utilisé comme antiviral et anticholérique.

Diffusion

Versez 2-3 gouttes dans un diffuseur d'arômes. L'essence de lemongrass est un excellent antiseptique aérien ! Au bureau ou dans la voiture, elle favorise la concentration et l'attention (versez 2-3 gouttes sur un mouchoir). Son parfum frais et acidulé désodorise, crée une atmosphère sereine et agréable et stimule les facultés intellectuelles.

Inhalation

Versez 2-3 gouttes dans une cuiller à soupe de miel, mélangez et remuez dans $^1/_4$ à $^1/_2$ l d'eau chaude. La vapeur ainsi produite combat les infections, décongestionne les voies respiratoires, soigne les problèmes cutanés et stimule le système immunitaire.

Massage

Versez 1-3 gouttes dans 3-4 cuillers à soupe de support gras (par ex. de l'huile d'amande douce ou d'arnica), mélangez et appliquez selon le cas sur les muscles, les articulations ou toute autre zone cutanée en massant. Cette onction stimulante active les fonctions cutanées, renforce le tissu conjonctif et stimule la circulation lymphatique. Elle aide aussi à combattre les infections grippales, les troubles gastro-intestinaux (massez la région du plexus solaire et de l'abdomen dans le sens des aiguilles d'une montre) et les varices (massez ici très délicatement).
Le massage des zones réflexes des pieds au moyen de cette préparation redonne de l'entrain, déclenche la désintoxication de l'organisme et stimule les facultés physiques et intellectuelles.

Compresse

Versez 2-3 gouttes dans une cuiller à soupe de miel, mélangez, puis mettez dans $^1/_4$ à $^1/_2$ l d'eau et remuez. Cette application désintoxiquante, antispasmodique et analgésique est recommandée en cas de problèmes cutanés, de troubles digestifs ou d'infection.

Bain complet

Versez 5-6 gouttes dans 2-3 cuillers à soupe de miel, mélangez, puis mettez dans l'eau et remuez. Ce bain rafraîchissant vivifie et stimule en cas de fatigue ou de problèmes cutanés, favorise l'élimination des toxines et raffermit le tissu conjonctif. Contre-indiqué en cas de fièvre.

Bain de pieds

Versez 2-3 gouttes dans 1-2 cuillers à soupe de miel, mélangez, puis mettez dans l'eau et remuez. Ce traitement désodorisant et rafraîchissant stimule les jambes et les pieds fatigués ou meurtris.

Ménage

Versez 2-3 gouttes dans un peu de savon liquide ou de produit d'entretien, mélangez, puis mettez dans l'eau de ménage et remuez, ou bien versez 2-3 gouttes dans le sac de l'aspirateur ou dans l'encaustique destinée aux meubles. Pour désodoriser et désinfecter la chambre d'un malade, versez une cuiller à café d'huile essentielle de lemongrass dans 250 ml d'eau chaude, versez le tout dans un vaporisateur, agitez et vaporisez plusieurs fois par jour.

Cuisine

L'huile essentielle de lemongrass parfume agréablement boissons rafraîchissantes, desserts, fromage blanc, salades, fruits, sauces, légumes, légumes secs, céréales, poisson, volaille, viande rouge et œufs. Mettez-en très peu ! une goutte mélangée à un peu de miel ou à de l'huile végétale suffit. Le lemongrass possède des propriétés digestives.

Signe zodiacal Verseau • **Astre** Uranus • **Élément** Air, un peu feu • **Niveau vibratoire** Note de tête

Macis ou fleur de muscade

Nom latin *Myristica fragrans, Flores macidis*

Famille botanique Myristicacées

Origine Moluques, Sri Lanka, Caraïbes

Obtention Distillation à la vapeur de l'enveloppe de la noix de muscade (60-80 kg de masse végétale →1 l d'huile essentielle)

Composants Myristicine, bornéol, camphène, cymol, dipentène, géraniol, linalol, pinène, safrol, terpinéol et acide acétique, acide butyrique, acide caprylique, acide formique et acide myristique

---

Parfum Doucereux, chaud et épicé

Psyché

L'huile essentielle de macis s'emploie en cas d'épuisement physique et psychique, d'état général diminué, de dépression, de difficultés de concentration, de somnolence, d'engourdissement, de frissons ou d'hypersensibilité olfactive. Elle stimule l'équilibre intérieur, calme les nerfs, aide à mettre de l'ordre dans ses idées, mobilise les réserves d'énergie et apporte chaleur intérieure et assurance.

Indications

L'huile essentielle de macis possède des propriétés reconstituantes, revitalisantes et hyperémiantes. Elle donne de l'énergie et augmente la résistance en cas de tendance aux syncopes, de saignements de nez, d'infection des voies respiratoires supérieures de type grippal, de troubles gastro-intestinaux, d'hémorroïdes, de ballonnements, de hoquets, de troubles hépatiques ou biliaires, ou de douleurs musculaires ou articulaires. Elle aide à reprendre des forces après une maladie longue et éprouvante.

Diffusion

Versez 3-4 gouttes dans un diffuseur d'arômes. Le parfum doucereux et épicé qui se dégage alors reconstitue les forces, stabilise le psychisme et soutient un système nerveux instable.

Massage

Versez 1-2 gouttes dans 4-5 cuillers à soupe de support gras (par ex. de l'huile d'amande douce ou de noix de macadamia), mélangez et appliquez selon le cas sur la poitrine, le dos, les muscles, les articulations, l'épigastre ou le ventre (massez la région du plexus solaire et de l'abdomen dans le sens des aiguilles d'une montre) en massant. Cette onction hyperémiante, antispasmodique et tonifiante est recommandée en cas d'infection, de troubles gastriques, intestinaux ou hépatiques, et de douleurs musculaires ou articulaires.
Le massage des zones réflexes des pieds au moyen de cette préparation relève l'humeur, mobilise les réserves d'énergie et augmente la capacité de concentration et de travail.

Compresse

Versez 1-2 gouttes dans une cuiller à soupe de miel, mélangez, puis mettez dans $^1/_4$ à $^1/_2$ l d'eau et remuez. Cette application, antiseptique et hyperémiante, soulage les irritations cutanées, les douleurs musculaires ou articulaires, les contractures et les coliques.

Cuisine

L'enveloppe moulue de la noix de muscade parfume agréablement soupes, grillades, sauces, légumes, riz et pommes de terre. En raison des effets mentionnés ci-après, l'huile essentielle de macis ne doit pas être utilisée en cuisine.

Remarque

L'huile essentielle de macis est contre-indiquée durant la grossesse. À forte dose, elle peut provoquer un engourdissement de l'esprit, des céphalées, des convulsions, des nausées, des réactions allergiques, voire une intoxication. Par ailleurs, ses propriétés hyperémiantes peuvent causer des irritations en cas de peau sensible. Aussi est-elle réservée à l'usage externe et doit-elle toujours être utilisée diluée. Pour parer à toute éventualité, procédez au préalable à un petit test cutané sur l'avant-bras.

Signe zodiacal Lion • **Astre** Soleil • **Élément** Feu, terre • **Niveau vibratoire** Note de fond

Mandarine

Nom latin	*Citrus reticulata, C. nobilis*
Famille botanique	Rutacées
Origine	Europe méridionale, bassin méditerranéen, régions tropicales d'Asie, Amérique, Afrique
Obtention	Expression à froid du zeste frais (50 kg de zeste →1 l d'huile essentielle)
Composants	Méthylester d'acide anthranylique, limonène, géraniol, aldéhydes terpéniques (citrol et citronnellol)

Parfum Fin, suave et fruité

Psyché

L'huile essentielle de mandarine s'emploie en cas d'énervement, d'agitation, d'angoisses, de chagrin, de crise psychique ou d'insatisfaction. Elle rassérène et apaise, combat la dépression, favorise l'inspiration, dispose à l'optimisme, aide à y voir plus clair et à démêler les problèmes de la vie quotidienne. C'est par excellence l'huile de la gestation, de la chambre d'enfant, de la salle de classe, de la salle d'attente et du bureau. Son action équilibrante et harmonisante apporte joie et contentement.

Indications

Du fait de ses propriétés rafraîchissantes et tonifiantes, l'huile essentielle de mandarine est souvent utilisée en cosmétique, pour les peaux normales comme pour les peaux à problèmes. Elle a par ailleurs un effet bénéfique sur l'appareil digestif et combat les spasmes en cas de tensions musculaires. Légèrement stimulante, elle redonne des forces après une infection et permet un bien-être général et durable.

Diffusion

Versez 3-4 gouttes dans un diffuseur d'arômes. Le parfum suave et fruité qui se dégage alors convient parfaitement à une chambre d'enfant, une salle de classe ou une salle d'attente. Il chasse la tristesse et l'agressivité, rassérène, détend et réconforte.

Générateur de vapeur

En raison de ses propriétés régénérantes, apaisantes et rassérénantes, l'huile essentielle de mandarine se prête très bien aux fumigations et aux bains de vapeur pour le visage et le corps.

Massage

Versez 2-3 gouttes dans 4-5 cuillers à soupe de support gras (par ex. de l'huile de jojoba, de noix de macadamia ou d'amande douce), mélangez et appliquez selon le cas sur les muscles, les articulations ou toute autre zone cutanée en massant. Cette onction apaisante protège la peau tout en la tonifiant ; elle s'avère efficace en cas de troubles gastro-intestinaux (massez la région du plexus solaire et de l'abdomen dans le sens des aiguilles d'une montre), d'énervement ou de tensions musculaires, et elle favorise le bien-être.
Le massage des zones réflexes des pieds au moyen de cette préparation diminue l'irritation et l'agitation, harmonise les besoins psychiques et physiques et satisfait.

Compresse

Versez 2-3 gouttes dans une cuiller à soupe de miel, mélangez, puis mettez dans $1/4$ à $1/2$ l d'eau et remuez. Cette application tonifiante et stimulante est très utile en cas de problèmes de peau, de crispation nerveuse ou de stress.

Bain complet

Versez 2-5 gouttes dans 2-3 cuillers à soupe de miel, mélangez, puis mettez dans l'eau et remuez. Ce bain réparateur et relaxant est recommandé en cas de surmenage nerveux ou d'agitation. Il harmonise, rééquilibre et fortifie les nerfs. Contre-indiqué en cas de fièvre !

Cuisine

L'huile essentielle de mandarine parfume agréablement boissons rafraîchissantes, thé glacé, jus de fruits, fromage blanc, salades de fruits, compotes, gâteaux, tartes, petits fours et liqueurs. Mettez-en très peu ! 1-2 gouttes suffisent pour une quantité ordinaire.

Signe zodiacal Balance • **Astre** Vénus • **Élément** Air, un peu feu • **Niveau vibratoire** Note de tête prononcée

Marjolaine

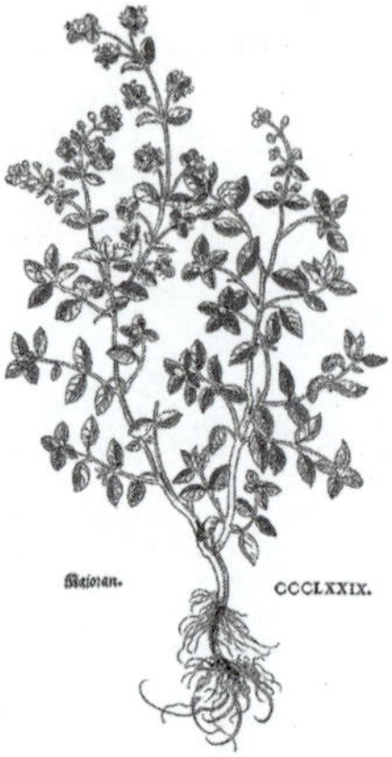

Nom latin	*Origanum majorana*
Famille botanique	Lamiacées
Origine	Europe, bassin méditerranéen, Asie
Obtention	Distillation à la vapeur des sommités fleuries (100 kg de masse végétale →1 l d'huile essentielle)
Composants	Phénols pour plus de 80 % (carvacrol et thymol), bornéol, camphre, cinéole, cymène, pinène, sabinène, terpinéol

Parfum Puissant, chaud et épicé

Psyché

L'huile essentielle de marjolaine s'emploie en cas de nervosité, de stress, de surmenage ou de déséquilibre psychique. Elle possède des propriétés équilibrantes et harmonisantes, calme et fortifie les nerfs éprouvés, agit efficacement contre les angoisses et les problèmes d'endormissement, combat le pessimisme et les dispositions négatives, stimule la libido et donne l'énergie nécessaire pour aller de l'avant.

Indications

Très antiseptique, l'huile essentielle de marjolaine est indiquée en cas d'acné, d'impuretés de la peau, d'eczéma ou autres problèmes cutanés. Elle possède des propriétés anti-inflammatoires utiles en cas de maux de dents, d'infection des muqueuses buccales, de refroidissement, de rhume, de sinusite, de mucosités, de toux, de bronchite, d'asthme ou de troubles gastro-intestinaux. Elle est en outre recommandée en raison de son effet hyperémiant en cas de douleurs dans les articulations ou les membres, de goutte, de rhumatismes, d'arthrite ou de courbatures. Elle combat les spasmes accompagnant les migraines et la dysménorrhée et aurait enfin des propriétés hypotensives.

Diffusion

Versez 3-4 gouttes dans un diffuseur d'arômes. Le parfum aromatique qui se dégage alors fortifie et calme les nerfs, apaise les angoisses, dispose à l'optimisme, donne de l'assurance et aide à s'endormir.

Inhalation

Versez 1-2 gouttes dans une cuiller à soupe de miel, mélangez et remuez dans $^1/_4$ à $^1/_2$ l d'eau chaude. La vapeur ainsi produite fluidifie les sécrétions en cas d'infection, soigne le rhume et la toux et a un effet résolutif et antiseptique.

Massage

Versez 1-2 gouttes dans 4-5 cuillers à soupe de support gras (par ex. de l'huile de camomille ou de millepertuis), mélangez et appliquez selon le cas sur la poitrine, le ventre (massez la région du plexus solaire et de l'abdomen dans le sens des aiguilles d'une montre), le dos, les articulations ou toute autre zone cutanée en massant. Cette onction apaisante est recommandée en cas d'infection, de rhume, de toux, de mucosités, de bronchite, de troubles gastro-intestinaux, de douleurs articulaires, musculaires ou nerveuses, de contractures ou de spasmes.
Le massage des zones réflexes des pieds réduit les crispations, diminue les angoisses et stimule le système immunitaire.

Compresse

Versez 1-3 gouttes dans une cuiller à soupe de miel, mélangez, puis mettez dans $^1/_4$ à $^1/_2$ l d'eau et remuez. Cette application résolutive est recommandée en cas d'irritation cutanée. Elle soulage, combat les spasmes, dénoue les contractions et soigne les plaies.

Hygiène buccale

Versez 1-2 gouttes dans un verre d'eau chaude, remuez, puis rincez-vous la bouche et gargarisez-vous. Ce bain de bouche anti-inflammatoire est recommandé en cas de problèmes touchant la région buccale ou la gorge, de gingivite ou de maux de dents.

Bain complet

Versez 3-6 gouttes dans 2-3 cuillers à soupe de miel, mélangez, puis mettez dans l'eau et remuez. Ce bain réparateur combat les spasmes, détend, calme, tonifie les nerfs et a un effet antiseptique en cas d'inflammation et stimulant en cas de troubles sexuels. Contre-indiqué en cas de fièvre !

Cuisine

L'huile essentielle de marjolaine parfume agréablement pommes de terre, riz, légumes, soupes, sauces, viande rouge, volaille et poisson. Mettez-en très peu ! 1-2 gouttes mélangées à un peu d'huile végétale suffisent.

Remarque

L'huile essentielle de marjolaine est contre-indiquée durant la grossesse. Elle convient très bien aux adultes, mais peut provoquer chez les sujets plus jeunes un effet contraire. Aussi mieux vaut-il ne pas l'administrer aux enfants.

Signe zodiacal Vierge, capricorne • **Astre** Saturne • **Élément** Feu, un peu air • **Niveau vibratoire** Note de fond

Mélèze

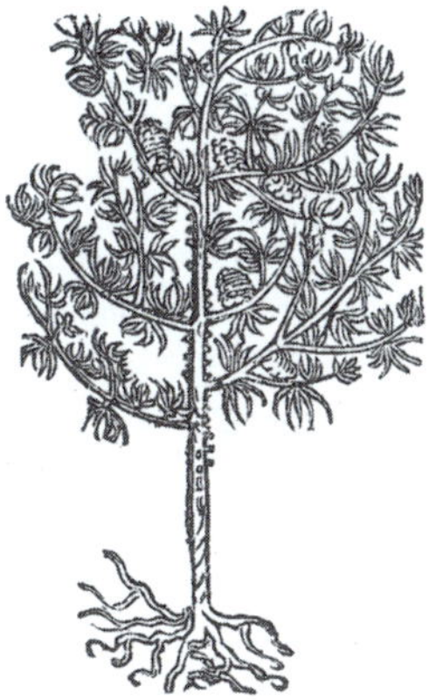

Nom latin *Larix decidua*

Famille botanique Abiétacées

Origine Europe

Obtention Distillation à la vapeur d'eau des aiguilles (700 kg d'aiguilles →1 l d'huile essentielle)

Composants Acétate de bornyle

Parfum

Puissant et frais

Psyché

L'huile essentielle de mélèze s'emploie en cas de manque de courage ou d'assurance, de pessimisme ou d'irrésolution. Elle apporte légèreté, sérénité et assurance, permet d'y voir plus clair dans les situations embrouillées et aide à prendre les bonnes décisions.

Indications

L'huile essentielle de mélèze possède des propriétés sédatives et hyperémiantes. Elle est indiquée en cas de problèmes touchant les voies respiratoires supérieures, de bronchite, de toux, d'asthme, de rhume ou de sinusite, mais aussi de tensions musculaires et de douleurs articulaires.

Diffusion

Versez 3-4 gouttes dans un diffuseur d'arômes. Le parfum puissant et épicé qui se dégage alors, rafraîchit l'esprit, éclaircit les idées et permet d'y voir plus clair dans les situations embrouillées.

Inhalation

Versez 2-3 gouttes dans une cuiller à soupe de miel, mélangez et remuez dans $^1/_4$ à $^1/_2$ l d'eau chaude. Cette inhalation anti-inflammatoire et expectorante est recommandée en cas d'infection ou d'encombrement des voies respiratoires supérieures.

Sauna

Versez 3-6 gouttes dans l'eau du seau et aspergez-en les braises.

Massage

Versez 2-3 gouttes dans 4-5 cuillers à soupe de support gras (par ex. de l'huile de sésame, de germe de blé ou d'arnica), mélangez et appliquez selon le cas sur le front, la nuque, les muscles ou les articulations en massant. Cette onction antispasmodique et hyperémiante est recommandée en cas d'infection, de problèmes articulaires ou de contractures.
Le massage des zones réflexes des pieds au moyen de cette préparation mobilise toutes les réserves d'énergie.

Bain complet

Versez 3-6 gouttes dans 2-3 cuillers à soupe de miel, mélangez, puis mettez dans l'eau et remuez. Ce bain fortifiant et stimulant est recommandé en cas d'infection, de névralgies, d'épuisement ou de problèmes musculaires ou articulaires. Contre-indiqué en cas de fièvre.

Désinfection des locaux

Versez 3-4 gouttes dans un peu de savon liquide ou de produit d'entretien, mélangez, puis mettez dans l'eau de ménage et remuez, ou bien versez 3-4 gouttes dans le sac de l'aspirateur. Le parfum frais et limpide du mélèze assainit l'air et soulage les personnes sujettes à l'oppression thoracique ou aux allergies respiratoires.

Signe zodiacal Vierge • **Astre** Mercure • **Élément** Terre, un peu air • **Niveau vibratoire** Note de fond légère

Mélisse

Nom latin *Melissa officinalis*

Famille botanique Lamiacées

Origine Europe, Bassin méditerranéen

Obtention Distillation à la vapeur d'eau de l'herbe non fleurie (7 000 kg d'herbe → 1 l d'huile essentielle)

Composants Citral, citronnellol, géraniol, limonène, linalol, pinène

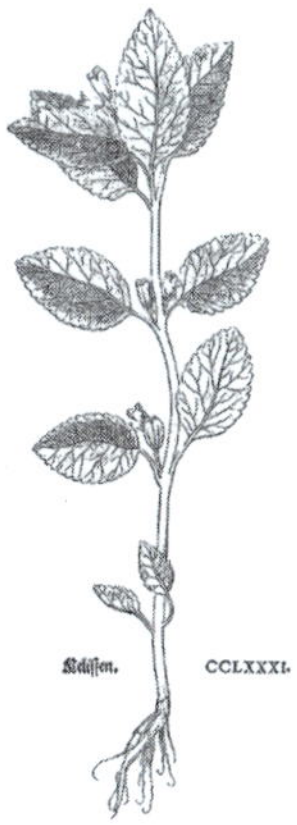

Parfum

Léger et frais, évoquant le citron

Psyché

L'huile essentielle de mélisse s'emploie en cas de nervosité, d'angoisses (dont la peur des examens), d'insomnie, de cauchemars, d'irritation, de mauvaise humeur, de surmenage dans la vie professionnelle et privée, de stress permanent, de colère incontrôlable, de choc, de tristesse ou de mélancolie. Elle calme l'excitation, apporte calme et paix intérieure, aide à dormir calmement et à faire des rêves agréables et augmente les réserves de force psychique.

Indications

L'huile essentielle de mélisse est souvent utilisée en cosmétique. Elle convient bien aux peaux grasses, manquant de netteté, abîmées, flasques ou présentant des marques de tension nerveuse et de fatigue. Elle produit en outre un effet fluidifiant en cas de grippe et antispasmodique et tonifiant en cas de troubles cardio-vasculaires ou thyroïdiens, de choc, de troubles digestifs, de nausées, de vomissements (y compris durant la grossesse), de mal des transports, de céphalées ou de troubles menstruels ou liés à la ménopause. Par ailleurs, son effet anti-inflammatoire peut s'avérer utile en cas d'affection dermatologique d'origine virale (par ex. herpès labial ou zona), de refroidissement ou de piqûres d'insectes. Cette huile essentielle stimule les défenses de l'organisme, favorise le bien-être, ralentit le processus de vieillissement et influe positivement sur la longévité.

Diffusion

Versez 3-4 gouttes dans un diffuseur d'arômes. Le parfum frais qui se dégage alors chasse les idées noires et les soucis, fait barrage aux ruminations et à la mélancolie, détend les nerfs irrités, répand l'harmonie, favorise le bien-être et facilite l'endormissement.

Inhalation

Versez 1-3 gouttes dans une cuiller à soupe de miel, mélangez et remuez dans $^{1}/_{4}$ à $^{1}/_{2}$ l d'eau chaude. La vapeur ainsi produite combat les infections et fluidifie les sécrétions en cas de rhume, de toux, de laryngite ou de tensions céphaliques.

Générateur de vapeur

L'huile essentielle de mélisse se prête très bien aux fumigations et aux bains de vapeur, notamment en ce qui concerne les peaux stressées, présentant des lésions, ou des signes de nervosité.

Massage

Versez 1-2 gouttes dans 4-5 cuillers à soupe de support gras (par ex. de l'huile de jojoba ou d'amande douce), mélangez et appliquez selon le cas sur le front, les tempes, derrière les oreilles, sur la nuque, les épaules, la poitrine, le dos, l'épigastre, le ventre (massez la région du plexus solaire et de l'abdomen dans le sens des aiguilles d'une montre), les muscles, les articulations ou toute autre zone cutanée en massant. Cette onction apaisante dénoue les tensions musculaires, combat les infections, atténue les troubles cardiaques d'origine nerveuse, les troubles gastro-intestinaux et les douleurs rhumatismales ; elle stimule les fonctions cutanées et aide à se détendre en cas de crise de nerfs ou de difficulté à s'endormir.

Le massage des zones réflexes des pieds au moyen de cette préparation aide à supporter le stress et l'agitation, apaise les douleurs affectives et stabilise l'état général.

Compresse

Versez 1-3 gouttes dans une cuiller à soupe de miel, mélangez, puis mettez dans $^1/_4$ à $^1/_2$ l d'eau et remuez. Cette application antiseptique et relaxante est recommandée en cas de problèmes cutanés, de crispations dans la région biliaire, gastrique ou intestinale, ou de douleurs musculaires ou articulaires.

Hygiène buccale

Versez 1-2 gouttes dans un verre d'eau chaude, remuez, puis rincez-vous la bouche et gargarisez-vous. Ce bain de bouche rafraîchit l'haleine et désinfecte en cas de gingivite ou d'infection pharyngée.

Bain complet

Versez 3-6 gouttes dans 2-3 cuillers à soupe de miel, mélangez, puis mettez dans l'eau et remuez. Ce bain réparateur détend et fortifie les nerfs, combat les infections et les problèmes cutanés, réconforte et donne de l'assurance. Contre-indiqué en cas de fièvre.

Cuisine

L'huile essentielle de mélisse parfume agréablement les infusions et les boissons rafraîchissantes. Mettez-en très peu ! 1 goutte mélangée à un peu de miel suffit pour une grande quantité.

Remarque

L'huile essentielle de mélisse ne doit jamais être utilisée non diluée ou à fortes doses, car elle pourrait provoquer des réactions désagréables. Étant donné la quantité de masse végétale nécessaire pour obtenir un litre d'huile essentielle, celle-ci est presque toujours coupée avec des essences parentes, comme le citron ou la citronnelle.

Signe zodiacal Cancer, poisson, balance • **Astre** Lune, Jupiter, Vénus • **Élément** Eau, feu • **Niveau vibratoire** Note de cœur, note de tête

Menthe

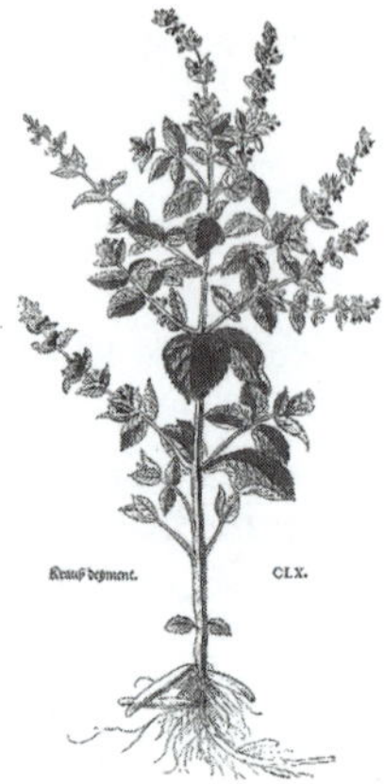

Nom latin *Mentha piperita, M. arvensis, M. spicata*

Famille botanique Lamiacées

Origine Europe occidentale, Amérique du Nord, Asie

Obtention Distillation à la vapeur d'eau des feuilles séchées (50 kg de feuilles →1 l d'huile essentielle)

Composants Menthol pour 40-70 %, carvone, cinéole, limonène, menthone, pinène, thymol, traces d'aldéhydes, acide acétique et acide valérique

---

Parfum

Frais, pur, puissant à suave

Psyché

L'huile essentielle de menthe s'emploie en cas d'épuisement psychique, de difficultés de concentration, d'énervement ou de déficience mnésique. Elle renforce la confiance en soi, donne de l'assurance, élargit les horizons, aiguise l'attention et la vigilance et augmente la capacité de concentration.

Indications

L'huile essentielle de menthe combat l'inflammation en cas de grippe, de toux, de bronchite, de rhume, de sinusite, d'amygdalite ou de pharyngite. Elle a un effet antiseptique et antispasmodique sur les voies respiratoires supérieures ainsi qu'en cas de douleurs et coliques dans la région gastro-entéro-hépatique, de céphalées, de migraines, de névralgies, de tensions musculaires ou de sensibilité aux variations atmosphériques. Elle fortifie en outre les organes digestifs est s'avère utile en cas de nausées, de vomissements, de diarrhées, de ballonnements ou de troubles digestifs. Ses propriétés vivifiantes sont bénéfiques en cas de problèmes circulatoires, de sensibilité aux variations atmosphériques ou de tendance aux syncopes. Elle produit enfin un effet antiseptique et antiprurigineux en cas de piqûres d'insectes.

Diffusion

Versez 3-4 gouttes dans un diffuseur d'arômes. Le parfum aromatique et pur qui se dégage alors a un effet antiseptique en cas d'infection, vivifie et rafraîchit en cas d'épuisement ou de fatigue, combat les spasmes en cas de contractures et stimule la capacité de concentration lors d'un effort intellectuel.

Inhalation

Versez 1-3 gouttes dans une cuiller à soupe de miel, mélangez et remuez dans $^1/_4$ à $^1/_2$ l d'eau chaude. La vapeur ainsi produite soulage les symptômes secondaires en cas de grippe, de rhume, de céphalée ou de toux.

Massage

Versez 1-3 gouttes dans 4-5 cuillers à soupe de support gras (par ex. de l'huile d'amande douce ou de jojoba), mélangez et appliquez selon le cas sur les tempes, dans la nuque, derrière les oreilles, sur les épaules, le dos, le ventre (massez la région du plexus solaire et de l'abdomen dans le sens des aiguilles d'une montre), les muscles, les articulations ou toute autre zone cutanée en massant. Cette onction antispasmodique et analgésique est recommandée en cas de céphalées de tension, de troubles gastro-intestinaux ou biliaires ou de problèmes musculaires ou articulaires.

Le massage des zones réflexes des pieds au moyen de cette préparation est très utile en période de tension ou d'épuisement. Il stimule les forces physiques et intellectuelles. En raison de sa teneur élevée en menthol, et donc de la sensation de froid qu'elle crée, l'huile essentielle de menthe ne doit pas être appliquée sur tout le corps en même temps.

Compresse

Versez 2-3 gouttes dans une cuiller à soupe de miel, mélangez, puis mettez dans $^1/_4$ à $^1/_2$ l d'eau et remuez. Cette application est très utile en cas de coliques hépatiques, de spasmes dans la zone gastro-intestinale, de névralgies, de sciatique, de contusions, d'élongations, de rhumatismes ou de problèmes musculaires ou articulaires.

Piqûres d'insectes

Appliquez l'huile essentielle non diluée à même la peau.

Hygiène buccale

Versez 1-2 gouttes dans un verre d'eau chaude, remuez, puis rincez-vous la bouche et gargarisez-vous. Ce bain de bouche rafraîchissant et antiseptique est recommandé en cas de mauvaise haleine, d'angine ou d'infection.

Bain complet

Versez 2-3 gouttes dans 2-3 cuillers à soupe de miel, mélangez, puis mettez dans l'eau et remuez. Ce bain antispasmodique détend en cas de stress, de grippe, de troubles gastro-intestinaux, de céphalées, et a un effet vivifiant en cas d'épuisement ou d'apathie. Contre-indiqué en cas de fièvre.
En raison de sa teneur élevée en menthol, et donc de la sensation de froid qu'elle crée, l'huile essentielle de menthe doit toujours être faiblement dosée. Elle peut s'utiliser en synergie avec beaucoup d'autres huiles essentielles.

Cuisine

L'huile essentielle de menthe parfume agréablement desserts, boissons rafraîchissantes, liqueurs, chocolats et pralines, glaces, galettes et sauces piquantes. Mettez-en très peu ! une goutte mélangée à un peu de miel suffit. Il faut toujours la diluer avant de l'intégrer. C'est la menthe poivrée (*Mentha piperita*) qui convient le mieux à la cuisine, car c'est elle qui possède l'arôme le plus délicat.

Remarque

En raison de sa teneur élevée en menthol, l'huile essentielle de menthe est contre-indiquée chez le nourrisson ou le petit enfant, car il existe un risque d'étouffement. Il est en outre déconseillé de l'utiliser en même temps que des remèdes homéopathiques, car elle risque d'en annuler l'effet.

Signe zodiacal Verseau, gémeaux • **Astre** Uranus, Mercure • **Élément** Air, feu • **Niveau vibratoire** Note de tête

Myrrhe

Nom latin	*Commiphora myrrha*
Famille botanique	Buséracées
Origine	Afrique du Nord et de l'Est
Obtention	Distillation à la vapeur d'eau de la résine (résinoïde) recueillie par extraction (12-15 kg de résine → 1 l d'huile essentielle)
Composants	Acide (acétique, formique, palmitique, triterpénique, myrrhol), alcools, aldéhydes (cinnamaldéhyde, cuminaldéhyde, etc.), sucres (arbinose, galactose, etc.), phénols (eugénol, m-crésol), résines et terpènes (cadinène, dipentène, limonène, pinène, etc.)

Parfum

Balsamique, chaud et épicé

Psyché

L'huile essentielle de myrrhe s'emploie en cas d'agitation, de pessimisme ou d'épuisement psychique. Elle réalise l'équilibre entre le monde spirituel et le monde matériel. Ses propriétés harmonisantes purifient l'âme, donnent de la force et de l'assurance et décontractent.

Indications

L'huile essentielle de myrrhe était déjà couramment utilisée dans l'Antiquité pour les soins de la peau. Elle possède des propriétés revitalisantes et résolutives convenant particulièrement aux peaux à problèmes, abîmées ou sénescentes. En raison de son effet antiseptique, elle est également indiquée pour l'hygiène buccale, notamment en cas de gingivite, de douleurs dues à un dentier ou à un appareil dentaire, de maux de dents, d'angine, de mucosités, d'infection des voies respiratoires supérieures, de toux ou de bronchite.

Diffusion

Versez 3-4 gouttes dans un diffuseur d'arômes. Le parfum doux et légèrement épicé qui se dégage alors invite à la méditation et au retour sur soi. C'est un antiseptique aérien puissant !

Inhalation

Versez 2-4 gouttes dans une cuiller à soupe de miel, mélangez et remuez dans $^1/_4$ à $^1/_2$ l d'eau chaude. La vapeur fluidifiante et anti-inflammatoire ainsi produite est recommandée en cas de problèmes cutanés ou d'infection des voix respiratoires supérieures.

Massage

Versez 1-3 gouttes dans 4-5 cuillers à soupe de support gras (par ex. de l'huile de jojoba ou de noix de macadamia), mélangez et appliquez sur la peau en massant. Cette onction apaisante est recommandée en cas d'impuretés de la peau, de peau stressée ou au contraire insuffisamment stimulée, ainsi qu'en cas de tensions musculaires, de troubles menstruels ou d'hémorroïdes. Le massage des zones réflexes des pieds au moyen de cette préparation favorise la conciliation harmonieuse des besoins psychiques et physiologiques.

Hygiène buccale

Versez 1-2 gouttes dans un verre d'eau, remuez, puis rincez-vous la bouche et gargarisez-vous. Ce bain de bouche antiseptique est recommandé en cas de gingivite, d'amygdalite ou de pharyngite.

Bain complet

Versez 3-6 gouttes dans 2-3 cuillers à soupe de miel, mélangez, puis mettez dans l'eau et remuez. Ce bain résolutif et apaisant est recommandé en cas de problèmes cutanés, de cicatrices, de rhumatismes, d'hémorroïdes, de refroidissement, de surmenage nerveux ou d'épuisement. Il tonifie le corps et l'esprit et apporte détente et harmonie. Contre-indiqué en cas de fièvre.

Remarque

L'huile essentielle de myrrhe est contre-indiquée durant la grossesse.

Signe zodiacal Vierge • **Astre** Mercure • **Élément** Air, un peu eau • **Niveau vibratoire** Note de cœur légère

Myrte

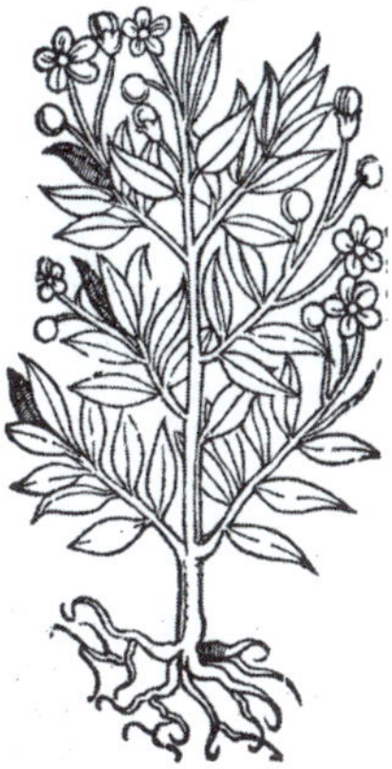

Nom latin	*Myrtus communis*
Famille botanique	Myrtacées
Origine	Europe méridionale, bassin méditerranéen
Obtention	Distillation à la vapeur d'eau des feuilles fraîches et des sommités fleuries (150-200 kg de masse végétale →1 l d'huile essentielle)
Composants	Camphène, cinéole, géraniol, linalol, myrténol, pinol, tannin

Parfum Léger et épicé

Psyché

L'huile essentielle de myrte s'emploie en cas de manque d'assurance, de pusillanimité, de cyclothymie, d'instabilité psychique ou de crise d'identité. Son effet calmant et apaisant en fait un adjuvant idéal pour la méditation. Elle confère force intérieure et confiance en soi, redonne espoir et assurance et répand contentement et harmonie.

Indications

L'huile essentielle de myrte est souvent utilisée en cosmétique en raison de ses propriétés anti-inflammatoires, notamment en cas d'acné, d'eczéma, d'ulcération ou d'impuretés, mais aussi pour de nombreux autres problèmes cutanés. Antiseptique, elle est très utile en cas d'infection rhino-pharyngée, d'infection des voies respiratoires supérieures, de mucosités, de toux, de bronchite, d'otalgies, de problèmes intestinaux ou touchant les voies urinaires excrétrices (uretères et vessie), d'affections gynécologiques ou d'hémorroïdes. Elle produit en outre un effet analgésique et antispasmodique en cas de douleurs articulaires ou musculaires.

Diffusion

Versez 3-4 gouttes dans un diffuseur d'arômes. Le parfum balsamique qui se dégage alors a un effet antiseptique en cas d'infection, et apporte calme, assurance et harmonie.

Inhalation

Versez 2-3 gouttes dans une cuiller à soupe de miel, mélangez et remuez dans $^1/_4$ à $^1/_2$ l d'eau chaude. La vapeur antiseptique et fluidifiante ainsi produite est recommandée en cas de problèmes cutanés ou d'infection des voies respiratoires supérieures.

Massage

Versez 2-4 gouttes dans 3-4 cuillers à soupe de support gras (par ex. de l'huile de camomille ou de calendula), mélangez et appliquez selon le cas sur la poitrine, le dos, le ventre (massez la région du plexus solaire et de l'abdomen dans le sens des aiguilles d'une montre), les muscles, les articulations ou toute autre zone cutanée en massant. Cette onction relaxante est recommandée en cas d'infection, de troubles gastro-intestinaux, de crispations ou de problèmes musculaires ou articulaires.
Le massage des zones réflexes des pieds au moyen de cette préparation équilibre harmonieusement l'humeur et mobilise les réserves d'énergie.

Compresse

Versez 2-3 gouttes dans une cuiller à soupe de miel, mélangez, puis mettez dans $^1/_4$ à $^1/_2$ l d'eau et remuez. Cette application résolutive est recommandée en cas d'acné ou autres problèmes cutanés, d'ulcérations, d'hémorroïdes ou de douleurs musculaires ou articulaires.

Hygiène buccale

Versez 1-2 gouttes dans un verre d'eau chaude, remuez, puis rincez-vous la bouche et gargarisez-vous. Ce bain de bouche antiseptique et fluidifiant est recommandé en cas d'inflammation des voies respiratoires supérieures ou des muqueuses buccales.

Bain complet

Versez 3-6 gouttes dans 2-3 cuillers à soupe de miel, mélangez, puis mettez dans l'eau et remuez. Ce bain réparateur soulage les problèmes de peau, dénoue les contractures et tonifie le corps et l'esprit. Contre-indiqué en cas de fièvre !

Signe zodiacal Vierge • **Astre** Mercure • **Élément** Air, un peu eau • **Niveau vibratoire** Note de cœur légère

Néroli

Nom latin *Citrus aurantium bigaradia*

Famille botanique Rutacées

Origine Chine, Proche-Orient, Arabie, bassin méditerranéen

Obtention Distillation à la vapeur d'eau des fleurs fraîches de l'oranger bigaradier (1000-1500 kg de fleurs →1 l d'huile essentielle)

Composants Ester d'acide acétique, dipentène, terpinéol, farnésol, géraniol, indol, jasmone, i-camphène, α- et β-pinène, nérol et nérolidol, traces d'acide benzoïque et quelques hydrocarbures

Parfum Suave, chaud et doucereux

Psyché

L'huile essentielle de néroli agit efficacement sur tout ce qui s'accompagne d'angoisse, comme l'hyperréactivité, l'agitation, les troubles du sommeil, l'hystérie, le stress, la dépression, les conflits non résolus ou le désœuvrement. Elle aide les blessures psychologiques à se refermer, redonne confiance en soi, apporte assurance et espoir, et ouvre de nouveaux horizons.

Indications

L'huile essentielle de néroli soigne et active la peau. Elle convient particulièrement aux peaux sensibles, fines et sèches, présentant de la couperose (joues et ailes du nez). Ses propriétés antispasmodiques sont utiles en cas de palpitations, d'hypertension, de céphalées, de problèmes menstruels ou de troubles gastro-intestinaux. Elle augmente le tonus général en cas d'affaiblissement, stimule la libido et aide à surmonter les crises physiques et psychiques.

Diffusion

Versez 2-3 gouttes dans un diffuseur d'arômes. Le parfum suave et fin qui se dégage alors tonifie le corps et l'esprit. Il aide à lutter contre le stress et la dépression et incline à l'optimisme. En outre, il facilite l'endormissement.

Générateur de vapeur

Très délicate, l'huile essentielle de néroli se prête très bien aux fumigations et aux bains de vapeur, notamment en ce qui concerne les peaux fines et sensibles.

Massage

Versez une goutte dans 4-5 cuillers à soupe de support gras (par ex. de l'huile de jojoba, de noix de macadamia ou d'amande douce), mélangez et appliquez selon le cas sur les tempes, la nuque, la poitrine, le dos ou toute autre zone cutanée en massant. Cette onction est particulièrement recommandée en cas de peau stressée, fragile ou couperosée, mais aussi en cas de céphalées ou de troubles cardiaques d'origine nerveuse. Elle est en outre aphrodisiaque.
Le massage des zones réflexes des pieds au moyen de cette préparation calme l'agitation et les angoisses nerveuses, redonne espoir et favorise la confiance en l'avenir.

Compresse

Versez 1-3 gouttes dans une cuiller à soupe de miel, mélangez, puis mettez dans $^1/_4$ à $^1/_2$ l d'eau et remuez. Cette application apaisante et désintoxiquante est recommandée pour les soins du visage ainsi qu'en cas de couperose ou de contractures.

Bain complet

Versez 3-6 gouttes dans 2-3 cuillers à soupe de miel, mélangez, puis mettez dans l'eau et remuez. Ce bain réparateur apaise en cas de stress ou de nervosité, stabilise l'état psychique et physique et apporte sérénité et équilibre. Contre-indiqué en cas de fièvre !

Cuisine

L'huile essentielle de néroli parfume agréablement boissons fraîches, salades de fruits, compotes et fromage blanc. Elle favorise l'élimination des toxines, tonifie le système digestif et augmente le tonus général. Mettez-en très peu ! une goutte mélangée à un peu de miel suffit.

Néroli italien

Signe zodiacal Lion • **Astre** Soleil • **Élément** Feu, terre • **Niveau vibratoire** Note de fond légère

Néroli marocain

Signe zodiacal Cancer • **Astre** Lune • **Élément** Feu, terre • **Niveau vibratoire** Note de fond légère

Niaouli

Nom latin *Melaleuca quinquenervia cineolifera*

Famille botanique Myrtacées

Origine Malaisie, Philippines, Nouvelle-Calédonie, Australie

Obtention Distillation à la vapeur des feuilles fraîches (50-80 kg de masse végétale →1 l d'huile essentielle)

Composants Eucalyptol pour 50-60 %, quelques esters d'acide butyrique et d'acide isovalérique, limonène, pinène et terpinéol

Parfum

Aromatique et puissant

Psyché

L'huile essentielle de niaouli s'emploie en cas d'épuisement psychique et physique, d'apathie, d'angoisses ou d'instabilité psychique. Elle tonifie le système nerveux affaibli, confère force intérieure et confiance en soi et apporte équilibre et harmonie.

Indications

Très antiseptique, l'huile essentielle de niaouli est indiquée en cas d'acné, de problèmes cutanés ou muqueux, de furoncles ou de plaies. On peut aussi l'utiliser en cas d'infection rhino-pharyngée, de bronchite, de coqueluche, d'asthme, de troubles gastro-intestinaux, de parasites intestinaux ou de vers, d'infection rénale, vésicale ou urinaire, d'affection gynécologique inflammatoire, de rhumatismes ou de douleurs musculaires ou articulaires.

Diffusion

Versez 2-4 gouttes dans un diffuseur d'arômes. Le parfum aromatique qui se dégage alors a un effet antiseptique en cas d'infection, et tonifiant, équilibrant et harmonisant en cas d'épuisement psychique et physique.

Inhalation

Versez 1-3 gouttes dans une cuiller à soupe de miel, mélangez et remuez dans $^1/_4$ à $^1/_2$ l d'eau chaude. La vapeur antiseptique et fluidifiante ainsi produite est recommandée en cas d'infection, de rhume, de sinusite, d'amygdalite ou de pharyngite.

Massage

Versez 1-3 gouttes dans 4-5 cuillers à soupe de support gras (par ex. de l'huile de millepertuis, de camomille ou de germe de blé), mélangez et appliquez selon le cas sur le front, les tempes, la poitrine, le ventre (massez la région du plexus solaire et de l'abdomen dans le sens des aiguilles d'une montre), le dos, les muscles, les articulations ou toute autre zone cutanée en massant. Cette onction est recommandée en cas d'infection, de toux, de bronchite, de problèmes cutanés, de troubles intestinaux, de cystite ou de douleurs musculaires ou articulaires.
Le massage des zones réflexes des pieds au moyen de cette préparation favorise l'élimination des toxines et stimule le système immunitaire.

Compresse

Versez 1-3 gouttes dans une cuiller à soupe de miel, mélangez, puis mettez dans $^1/_4$ à $^1/_2$ l d'eau et remuez. Cette application résolutive est recommandée en cas de problèmes cutanés, de troubles intestinaux, de courbatures, de rhumatismes, de plaies ou d'abcès.

Soins capillaires

Versez 3-4 gouttes dans un peu de shampooing, mélangez et lavez-vous les cheveux normalement. Laissez agir quelques minutes avant de rincer. Ce traitement est recommandé en cas de pellicules, de démangeaisons et d'inflammation du cuir chevelu, de problèmes de pousse ou de cheveux ternes et abîmés. Vous pouvez aussi mélanger 3-4 gouttes d'huile essentielle de niaouli à 10 ml d'eau chaude et vous servir de cette lotion pour vous frictionner régulièrement le cuir chevelu.

Hygiène buccale

Versez 1-2 gouttes dans un verre d'eau chaude, remuez, puis rincez-vous la bouche et gargarisez-vous. Ce bain de bouche désodorisant rafraîchit l'haleine et a un effet antiseptique en cas d'affection des muqueuses buccales ou du pharynx, de mucosités, de gingivite, de parodontose ou de douleurs dues à un dentier ou à un appareil dentaire.

Bain complet

Versez 3-6 gouttes dans 2-3 cuillers à soupe de miel, mélangez, puis mettez dans l'eau et remuez. Ce bain réparateur est recommandé en cas d'inflammation de la peau ou des muqueuses (en cas de cystite, métrite ou vaginite, un bain de siège convient aussi), de grippe ou de refroidissement. En outre, il a un effet tonifiant et harmonisant en cas d'épuisement psychique et physique. Contre-indiqué en cas de fièvre.

Désinfection des locaux

Versez 2-3 gouttes dans un peu de savon liquide ou de produit d'entretien, mélangez, puis mettez dans l'eau de ménage et remuez, ou bien versez 2-3 gouttes dans le sac de l'aspirateur ou dans l'encaustique destinée aux meubles. Pour désinfecter la chambre d'un malade, versez une cuiller à café d'huile essentielle de niaouli dans 200 ml d'eau chaude, versez le tout dans un vaporisateur, agitez et pulvérisez plusieurs fois par jour.

Soins vétérinaires

Pour éloigner les parasites tels que puces ou tiques, shampouinez votre chien avec le produit habituel additionné de 3-6 gouttes d'huile essentielle. Vous pouvez aussi lui frictionner régulièrement le poil ou le vaporiser avec 100 ml d'eau additionnés de 10-20 gouttes d'huile essentielle de niaouli. Lavez et vaporisez régulièrement la niche ou le panier avec la même lotion. Pour soigner les plaies et les blessures, servez-vous de la préparation pour massages ou faites un enveloppement en procédant comme pour une compresse.

Signe zodiacal Vierge • **Astre** Mercure • **Élément** Air, un peu eau • **Niveau vibratoire** Note de cœur légère

Noix de muscade

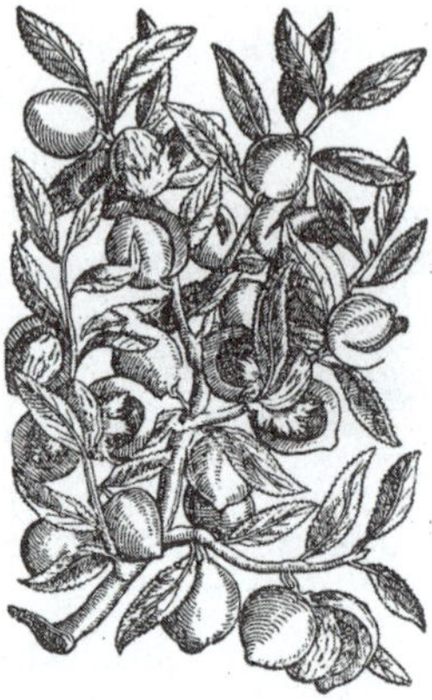

Nom latin	*Myristica fragrans*
Famille botanique	Myristicacées
Origine	Moluques, Sri Lanka, Caraïbes, Antilles, Sumatra, Java
Obtention	Distillation à la vapeur d'eau de la noix broyée (10-14 kg de masse végétale →1 l d'huile essentielle)
Composants	Myristicine, bornéol, camphène, cymol, dipentène, géraniol, linalol, pinène, safrol, terpinéol, acide acétique, acide butyrique, acide caprylique, acide formique et acide myristique.

Parfum

Chaud et épicé

Psyché

L'huile essentielle de noix de muscade s'emploie en cas d'affaiblissement de l'état général, de tendance aux syncopes, de vertiges, de mémoire déficiente, d'hypersomnie, d'engourdissement, de céphalées, d'agoraphobie, de rires spasmodiques ou de sanglots. Elle réchauffe et reconstitue, stabilise le psychisme, aide à démêler les problèmes, favorise l'imagination et la créativité et stimule la recherche de nouveaux horizons.

Indications

En raison de son parfum doux et de ses propriétés hyperémiantes, tonifiantes et antiseptiques, l'huile essentielle de noix de muscade est souvent utilisée en cosmétique. Elle prévient aussi la mauvaise haleine, fortifie le système digestif en cas de problèmes gastro-intestinaux, de ballonnements ou de diarrhées, s'avère utile contre le mal de mer et les vomissements, fortifie le cœur, soulage les douleurs et l'inflammation en cas d'infection, de maux de dents, de problèmes musculaires ou articulaires, de rhumatismes, de sciatique, de névralgies ou de tensions musculaires. Enfin, elle donne des forces, de l'énergie, du courage et de l'assurance.

Diffusion

Versez 3-4 gouttes dans un diffuseur d'arômes. Le parfum réconfortant qui se dégage alors tonifie les nerfs diminués, fortifie, reconstitue et stabilise le psychisme.

Massage

Versez 1-2 gouttes dans 4-5 cuillers à soupe de support gras (par ex. de l'huile de germe de blé ou de sésame), mélangez et appliquez selon le cas sur les muscles, les articulations, l'épigastre, le ventre (massez la région du plexus solaire et de l'abdomen dans le sens des aiguilles d'une montre) ou toute autre zone cutanée, en massant. Cette onction antispasmodique est recommandée en cas de dysfonctionnements cutanés, de troubles gastro-intestinaux, de douleurs musculaires ou articulaires, de mauvaise irrigation des tissus, de sciatique ou de névralgies.
Le massage des zones réflexes des pieds au moyen de cette préparation diminue les états de faiblesse, atténue les réactions psychiques négatives et aide à s'atteler aux différentes tâches imposées par la vie.

Compresse

Versez 1-3 gouttes dans une cuiller à soupe de miel, mélangez, puis mettez dans $^1/_4$ à $^1/_2$ l d'eau et remuez. Cette application hyperémiante est recommandée en cas de problèmes cutanés, de tensions musculaires ou de douleurs articulaires.

Cuisine

La noix de muscade râpée parfume agréablement soupes, sauces, viandes rouge, volaille et légumes. En raison des effets mentionnés ci-après, l'huile essentielle de noix de muscade ne doit pas être utilisée en cuisine.

Remarque

L'huile essentielle de noix de muscade est contre-indiquée durant la grossesse. À forte dose, elle peut entraîner un engourdissement de l'esprit, des céphalées, des convulsions, des nausées, des réactions allergiques, voire une intoxication. Par ailleurs, ses propriétés hyperémiantes peuvent provoquer des irritations en cas de peau sensible. Aussi est-elle réservée à l'usage externe et doit elle toujours être utilisée diluée. Pour parer à toute éventualité, procédez au préalable à un petit test cutané sur l'avant-bras.

Signe zodiacal Lion • **Astre** Soleil • **Élément** Feu, terre • **Niveau vibratoire** Note de fond

Orange

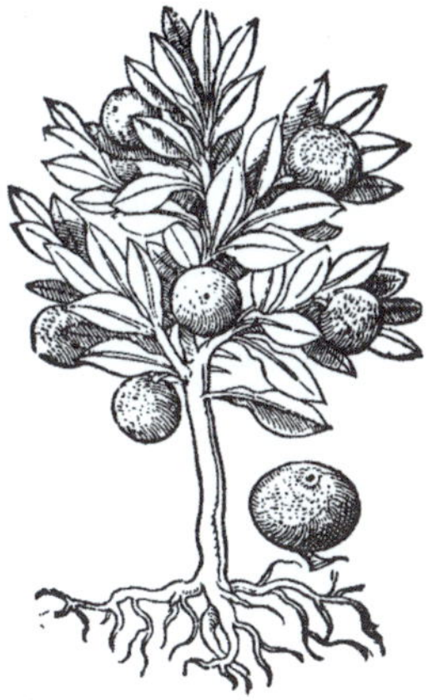

Nom latin	*Citrus aurantium dulcis*
Famille botanique	Rutacées
Origine	Asie, Afrique, Europe méridionale, bassin méditerranéen, Amérique
Obtention	Expression à froid du zeste frais (200 kg de zeste →1 l d'huile essentielle)
Composants	Limonène jusqu'à 90 %, aldéhydes, citral, citronnellol, géraniol, linalol, acide anthranilique, n-alcool nonylique et terpinéol

Parfum Frais et pétillant

Psyché

L'huile essentielle d'orange s'emploie en cas de dépression d'énervement, de surmenage dans la vie professionnelle ou privée ou de manque de confiance en soi. Elle crée une ambiance sereine et calme, stimule légèrement, augmente la capacité de concentration et crée une atmosphère harmonieuse et agréable.

Indications

L'huile essentielle d'orange est souvent utilisée en cosmétique en raison de ses propriétés revitalisantes. Elle stimule la circulation lymphatique et désintoxique la peau. Ses propriétés astringentes sont aussi réputées pour le traitement des rides et de la cellulite. Elle est rafraîchissante et désodorise la peau et la protège contre les crevasses et le dessèchement. Elle s'avère par ailleurs utile en cas d'infection, de fièvre, de gingivite, de troubles digestifs ou de troubles rénaux ou vésicaux.

Diffusion

Versez 3-4 gouttes dans un diffuseur d'arômes. Le parfum frais et fruité qui se dégage alors équilibre l'humeur, combat la dépression, et favorise la concentration. Facteur d'harmonie et de joie de vivre, il constitue un excellent stimulant pour toutes les activités, professionnelles, physiques ou intellectuelles. La diffusion d'huile essentielle d'orange convient particulièrement aux enfants pâles et manquant d'appétit.

Massage

Versez 1-2 gouttes dans 4-5 cuillers à soupe de support gras (par ex. de l'huile de jojoba, de noix de macadamia ou d'amande douce), mélangez et appliquez sur la peau en massant. Cette onction désintoxique la peau, soigne les problèmes cutanés, atténue les rides et la cellulite, retend le tissu conjonctif et soulage les troubles gastro-intestinaux (massez la région du plexus solaire et de l'abdomen dans le sens des aiguilles d'une montre).
Le massage des zones réflexes des pieds favorise la désintoxication du tissu conjonctif, atténue la dépression et l'irritation, et incline à la sérénité et au contentement.

Compresse

Versez 2-4 gouttes dans une cuiller à soupe de miel, mélangez, puis mettez dans $^1/_4$ à $^1/_2$ l d'eau et remuez. Cette application tonifiante favorise l'élimination des toxines et la régénération cutanée. Elle convient particulièrement aux peaux fatiguées.

Générateur de vapeur

L'huile essentielle d'orange se prête très bien aux fumigations et aux bains de vapeur, notamment en ce qui concerne les peaux fatiguées, abîmées ou stressées.

Bain complet

Versez 3-6 gouttes dans 2-3 cuillers à soupe de miel, mélangez, puis mettez dans l'eau et remuez. Ce bain relaxant et réparateur améliore l'irrigation des tissus, décongestionne et revitalise la peau. Il rééquilibre le corps et l'esprit et favorise l'harmonie.

Hygiène buccale

Versez $^1/_2$ cuiller à café de vinaigre de fruit additionnée de 1-2 gouttes d'huile essentielle d'orange dans un verre d'eau, remuez, puis rincez-vous la bouche. Ce bain de bouche désodorisant rafraîchit et prévient la mauvaise haleine. En outre, il a un effet antiseptique en cas d'infection ou d'inflammation des muqueuses buccales.

Cuisine

L'huile essentielle d'orange parfume agréablement desserts, fromage blanc, compotes, salades de fruit, crèmes, boissons rafraîchissantes, thé glacé, limonades, glaces, liqueurs, gâteaux, tartes et petits fours. Mettez-en très peu ! 1-2 gouttes suffisent généralement.

Signe zodiacal Lion • **Astre** Soleil • **Élément** Air, un peu feu • **Niveau vibratoire** Note de tête prononcée

Orange sanguine

Nom latin	*Citrus sinensis* "Moro"
Famille botanique	Rutacées
Origine	Europe, Afrique, Asie, Amérique
Obtention	Expression à froid du zeste (80-100 kg de zeste →1 l d'huile essentielle)
Composants	Limonène, aldéhydes, citral, citronnellol, géraniol, linalol, acide anthranilique, n-alcool nonylique et terpinéol

Parfum

Citronné, fin et frais

Psyché

L'huile essentielle d'orange sanguine s'emploie en cas de fragilité psychologique, d'instabilité, de crises de larmes ou de cyclothymie. Elle rassérène, donne courage, assurance et confiance en soi, neutralise le stress et la nervosité, dispose à l'optimisme et apporte joie et harmonie au quotidien.

Indications

L'huile essentiel d'orange sanguine possède des propriétés cutanées revitalisantes et désintoxiquantes. Elle stimule l'irrigation des tissus, retend et régénère la peau. Aussi convient-elle parfaitement aux peaux fatiguées, abîmées ou nécessitant traitement, ainsi que pour atténuer les effets de la cellulite. Elle soutient en outre le système cardio-vasculaire, fortifie l'estomac, favorise la digestion, détend le corps et augmente le tonus général.

Diffusion

Versez 4-5 gouttes dans un diffuseur d'arôme. Le parfum qui se dégage alors, crée une atmosphère sereine, gaie et équilibrée, facilitant le lâcher-prise et favorisant l'endormissement.

Générateur de vapeur

L'huile essentielle d'orange sanguine se prête très bien aux bains de vapeur. Elle stimule en douceur l'irrigation des tissus, retend la peau et la revitalise.

Massage

Versez 1-2 gouttes dans 4-5 cuillers à soupe de support gras (par ex. de l'huile de jojoba, d'amande douce ou de calendula), mélangez et appliquez sur la peau en massant. Cette onction vivifie et retend les peaux sensibles ou fatiguées et atténue les rides et la cellulite. Le massage des zones réflexes des pieds au moyen de cette préparation favorise l'équilibre psychique.

Compresse

Versez 1-2 gouttes dans une cuiller à soupe de miel, mélangez, puis mettez dans $^1/_4$ à $^1/_2$ l d'eau et remuez. Cette application désintoxiquante et relaxante est recommandée en cas de stress cutané. Elle lisse et rafraîchit l'épiderme.

Hygiène buccale

Versez $^1/_2$ cuiller à café de vinaigre de fruit additionnée de 1-2 gouttes d'huile essentielle d'orange sanguine dans un verre d'eau tiède, remuez, puis rincez-vous la bouche et gargarisez-vous. Ce bain de bouche désodorisant et rafraîchissant prévient la mauvaise haleine et les problèmes gingivaux.

Bain complet

Versez 3-6 gouttes dans une cuiller à soupe de miel, mélangez, puis mettez dans l'eau et remuez. Ce bain réparateur apporte décontraction, équilibre et bien être. Contre-indiqué en cas de fièvre.

Cuisine

L'huile essentielle d'orange sanguine parfume agréablement boissons rafraîchissantes, thé, jus de fruit, limonades, liqueurs, desserts, salades de fruits, crèmes, tartes, gâteaux et sauces. Mettez-en très peu ! 1-2 gouttes mélangées à une cuiller à soupe de miel suffisent.

Remarque

L'huile essentielle d'orange sanguine ne doit pas être appliquée sur la peau juste avant l'exposition au soleil (ou aux UV) car elle peut induire une photosensibilisation (apparition de taches brunes).

Signe zodiacal Lion • **Astre** Soleil • **Élément** Air, un peu feu • **Niveau vibratoire** Note de tête

Origan

Nom latin	*Origanum vulgare*
Famille botanique	Lamiacées
Origine	Europe, Afrique du Nord, Russie
Obtention	Distillation à la vapeur d'eau des feuilles fraîches et sommités fleuries (50-70 kg de masse végétale →1 l d'huile essentielle)
Composants	Phénols pour 80-90 % (thymol et carvacrol), bornéol, pinène, terpinéol et traces d'esters

Parfum

Âpre et pénétrant

Psyché

L'huile essentielle d'origan s'emploie en cas d'épuisement psychique et physique, de délabrement des forces ou de grande faiblesse s'accompagnant de troubles psychosomatiques et de crispations. Elle combat le délabrement intérieur et rétablit l'équilibre énergétique. Elle est particulièrement recommandée après une lourde épreuve ou en cas de décrépitude.

Indications

L'huile essentielle d'origan est indiquée en cas d'acné, d'impuretés, d'affections cutanées chroniques ou de cellulite. Germicide puissant, elle est très utile en cas de piqûres d'insectes, de poux ou autres parasites externes. Elle s'avère aussi efficace en cas de migraine, d'infection des voies respiratoires supérieures avec mucosités, de bronchite, d'asthme, de faiblesse gastrique avec manque d'appétit, de coliques, de problèmes musculaires ou articulaires, de rhumatismes, de problèmes circulatoires ou de névralgies.

Diffusion

Versez 3-4 gouttes dans un diffuseur d'arômes. Le parfum âpre et pénétrant qui se dégage alors, rééquilibre, détend, revitalise les forces physiques et psychiques amoindries, et apporte paix et harmonie.

Inhalation

Versez 1-2 gouttes dans une cuiller à soupe de miel, mélangez et remuez dans $^1/_4$ à $^1/_2$ l d'eau chaude. Cette inhalation antiseptique, fluidifiante et anti-inflammatoire est recommandée en cas d'infection rhino-pharyngée ou de problèmes cutanés.

Massage

Versez 1-2 gouttes dans 4-5 cuillers à soupe de support gras (par ex. de l'huile d'arnica ou de calendula), mélangez et appliquez selon le cas sur la poitrine, le ventre, le dos, les muscles, les articulations ou toute autre zone cutanée en massant. Cette onction revitalisante est recommandée en cas de problèmes cutanés, de cellulite, d'infection des voies respiratoires, de troubles gastro-intestinaux (massez la région du plexus solaire et de l'abdomen dans le sens des aiguilles d'une montre), de coliques, d'aménorrhée ou de rhumatismes.
Le massage des zones réflexes des pieds au moyen de cette préparation combat les spasmes, décrispe et prévient le délabrement des forces.

Compresse

Versez 1-3 gouttes dans une cuiller à soupe de miel, mélangez, puis mettez dans $^1/_4$ à $^1/_2$ l d'eau et remuez. Cette application régénérante est recommandée en cas de problèmes cutanés, d'acné, de cellulite, d'infection, de tensions musculaires, de douleurs dans les membres ou de névralgies.

Cuisine

L'huile essentielle d'origan parfume agréablement viandes rouges, poissons, légumes, pâtes, tomates, champignons, riz, légumes secs, pizzas, sauces et œufs. Mettez-en très peu ! une goutte mélangée à un peu d'huile végétale suffit.

Vermine

En cas de poux, puces ou autres parasites externes, versez 3-6 gouttes d'huile essentielle d'origan dans un shampooing - ou bien 10-12 gouttes dans 100 ml d'eau chaude - secouez bien et frictionnez le cuir chevelu et le corps. Mettez votre linge à tremper dans 3-5 l d'eau additionnés de 2-3 cuillers à café d'essence essentielle d'origan, lavez les lits et la chambre de la même manière, puis vaporisez. Pour le corps, utilisez la préparation pour massages.

Remarque

L'huile essentielle d'origan est contre-indiquée durant la grossesse. En raison de ses propriétés très hyperémiantes, elle peut éventuellement provoquer des irritations sur les peaux sensibles. Aussi, mieux vaut-il procéder au préalable à un petit test cutané sur l'avant-bras avec quelques gouttes diluées.

Signe zodiacal Vierge • **Astre** Mercure • **Élément** Feu, terre • **Niveau vibratoire** Note de fond légère

Palmarosa

Nom latin	*Cymbopogon martinii, Andropogon schoenathus*
Famille botanique	Graminées
Origine	Inde, Java, Amérique du Sud, Afrique, Madagascar
Obtention	Distillation à la vapeur d'eau de l'herbe fraîche (50-70 kg d'herbe →1 l d'huile essentielle)
Composants	Géraniol à 75-95 %, citronnellol, farnésol et, dans une moindre mesure, esters tels que dipentène

Parfum Frais, puissant, évoquant la rose

Psyché

L'huile essentielle de palmarosa s'emploie en cas de cyclothymie, de dépression ou de psychorigidité. Équilibrante et harmonisante, elle aide à lever les blocages et à entrevoir et envisager toutes les possibilités. Elle dispose à la bienveillance et à la sollicitude et apporte contentement et assurance.

Indications

L'huile essentielle de palmarosa est souvent utilisée en cosmétique, car elle favorise la régénération cutanée, stimule les glandes sébacées et assure une bonne hydratation. Elle produit, en outre, un effet relaxant en cas de céphalées, de spasmes ou d'hypertension et un effet anti-inflammatoire et anti-irritant en cas de problèmes de flore intestinale. Ses propriétés antiseptiques sont utiles en cas d'infection, de refroidissement ou d'état grippal avec forte fièvre. Elle apaise enfin les névralgies et les douleurs musculaires, active l'irrigation sanguine et soulage les douleurs.

Diffusion

Versez 3-4 gouttes dans un diffuseur d'arômes. Le parfum suave et légèrement épicé qui se dégage alors a un effet antiseptique en cas d'infection, calme dans les moments de stress et répand détente et harmonie.

Massage

Versez 1-3 gouttes dans 4-5 cuillers à soupe de support gras (par ex. de l'huile de jojoba ou d'amande douce), mélangez et appliquez selon le cas sur les muscles, les articulations ou toute autre zone cutanée en massant. Cette onction favorise la régénération de la peau et des glandes sébacées en cas d'acné, de cicatrice, de ridules, de petits vaisseaux éclatés, d'éraflures ou de coupures. Pour un soulagement rapide en cas de refroidissement, appliquez la préparation sur le front, à la base du nez, sur les sinus, derrière les oreilles et dans la nuque. Elle soulage aussi les courbatures, les contractures et les douleurs dans les membres. Le massage des zones réflexes des pieds au moyen de cette préparation aide à lever les blocages et à s'engager dans de nouvelles voies.

Compresse

Versez 2-3 gouttes dans une cuiller à soupe de miel, mélangez, puis mettez dans $^1/_4$ à $^1/_2$ l d'eau et remuez. Cette application antiseptique et antispasmodique est recommandée en cas de problèmes cutanés, de coliques ou de contractures. Contre l'acné, versez directement quelques gouttes d'huile essentielle sur un morceau de ouate et appliquez par petites touches sur les pustules et les comédons.

Bain complet

Versez 3-6 gouttes dans 2-3 cuillers à soupe de miel, mélangez, puis mettez dans l'eau et remuez. Ce bain revitalisant, équilibrant et relaxant est recommandé en cas de stress, de lésions cutanées ou de douleurs musculaires ou articulaires.

Signe zodiacal Poisson • **Astre** Neptune • **Élément** Eau • **Niveau vibratoire** Note de cœur, note de tête

Pamplemousse

Nom latin	*Citrus paradisii*
Famille botanique	Rutacées
Origine	Europe méridionale, bassin méditerranéen, Amérique, Asie
Obtention	Expression à froid du zeste frais (250 kg de zeste→1 l d'huile essentielle)
Composants	Limonène, citral, coumarines, flavonoïdes

Parfum

Délicat, sucré et âpre

Psyché

L'huile essentielle de pamplemousse s'emploie en cas de surmenage psychique et physique, de stress, d'agitation, de fatigue générale et d'épuisement. Elle reconstitue les réserves d'énergie, stimule le corps et l'esprit, revitalise et fortifie le système nerveux éprouvé et apporte harmonie et équilibre.

Indications

L'huile essentielle de pamplemousse s'avère très efficace pour régénérer et retendre l'épiderme. En cosmétique, elle est destinée aux peaux fatiguées, surmenées ou stressées, et s'utilise contre les rides, la cellulite, les impuretés et l'acné. Ses propriétés rafraîchissantes et désintoxiquantes détendent et revitalisent la peau. Elle stimule en outre la circulation lymphatique et est de ce fait souvent employée chez les sportifs en cas de surmenage musculaire, tendineux, ligamentaire ou articulaire. Elle dénoue les tensions musculaires, atténue les courbatures et renforce le tissu conjonctif.

Diffusion

Versez 3-4 gouttes dans un diffuseur d'arômes. Le parfum délicat et fin qui se dégage alors, fait barrage au stress et à l'agitation et a un effet tonifiant en cas d'épuisement physique et psychique.

Massage

Versez 2-3 gouttes dans 4-5 cuillers à soupe de support gras (par ex. de l'huile d'arnica, de calendula ou de jojoba), mélangez et appliquez sur la peau, les muscles et les articulations. Cette application apaisante purifie et régénère la peau, détend et soulage les sportifs blessés, renforce le tissu conjonctif en cas de cellulite ou de rides et retend l'épiderme. Le massage des zones réflexes des pieds au moyen de cette préparation aide à résister au stress et à l'agitation et stimule l'énergie spirituelle et physique.

Compresse

Versez 1-3 gouttes dans une cuiller à soupe de miel, mélangez, puis mettez dans $^1/_4$ à $^1/_2$ l d'eau et remuez. Ce traitement contribue à soulager les problèmes cutanés, les contusions, les élongations, les courbatures et les douleurs articulaires.

Bain complet

Versez 3-6 gouttes dans 2-3 cuillers à soupe de miel, mélangez, puis mettez dans l'eau et remuez. Ce bain tonifiant apporte bien-être et équilibre en cas de problèmes cutanés, de douleurs musculaires ou articulaires ou d'épuisement physique.

Cuisine

L'huile essentielle de pamplemousse parfume agréablement boissons rafraîchissantes, compotes, salades de fruits et desserts. Mettez-en très peu ! une goutte mélangée à un peu de miel suffit.

Remarque

L'huile essentielle de pamplemousse ne doit pas être appliquée sur la peau juste avant l'exposition au soleil car elle peut induire une photosensibilisation (apparition de taches brunes).

Signe zodiacal Gémeaux • **Astre** Mercure • **Élément** Air • **Niveau vibratoire** Note de tête

Patchouli

Nom latin *Pogostemon patchouli, P. cablin*

Famille botanique Lamiacées

Origine Madagascar, Inde, Chine, Indonésie, Philippines, Malaisie, Seychelles

Obtention Distillation à la vapeur d'eau des feuilles séchées et fermentées (30-35 kg de masse végétale → 1 l d'huile essentielle)

Composants Patchoulol et sesquiterpènes (d-gaiène, norpatchoulénol, patchoulène) pour 25-50 %, dans une moindre mesure, acide benzoïque, acide cinnamique, aldéhydes, cadinène, carvone, caryophyllène, cœruléine, eugénol, humulène et seychellène. Les feuilles séchées contiennent 35-40 % de camphre patchoulique.

Parfum

Fumé, âpre et sucré, évoquant la mousse

Psyché

L'huile essentielle de patchouli s'emploie en cas de dépression, d'angoisses, de manque d'assurance ou de difficultés de concentration. Elle apporte sentiment de sécurité, énergie, ténacité et assurance ; elle attise le désir de projets constructifs et créatifs ; ouvre de nouveaux horizons ; crée une atmosphère chaude et sensuelle ; tonifie et stimule la libido.

Indications

L'huile essentielle de patchouli est souvent utilisée en cosmétique en raison de ses propriétés régénérantes. Elle convient particulièrement aux peaux abîmées, fatiguées ou insuffisamment réactives. Ses propriétés résolutives sont utiles en cas de problèmes cutanés, d'allergies, de brûlures, d'acné, de comédons, de crevasses, de desquamations, d'eczéma, d'hémorroïdes, d'abcès ou de pellicules. Très désodorisante, elle améliore et normalise en outre la flore de la peau et des muqueuses.

Diffusion

Versez 2-3 gouttes dans un diffuseur d'arômes. Le parfum sensuel qui se dégage alors, crée une atmosphère aphrodisiaque et propice à la rêverie ; elle reconstitue et tonifie.

Massage

Versez 1-2 gouttes dans 4-5 cuillers à soupe de support gras (par ex. de l'huile d'amande douce, de noix de macadamia ou de jojoba), mélangez et appliquez sur la peau en massant. Cette onction régénérante est très efficace en cas de problèmes cutanés, d'eczéma, de plaies, de fissures ou de desquamations. Elle a en outre un effet reconstituant et tonifiant en cas de faiblesse et stimule la libido.
Le massage des zones réflexes des pieds au moyen de cette préparation aide les personnes angoissées ou manquant d'assurance à recouvrer l'estime de soi et à former des projets constructifs.

Compresse

Versez 1-2 gouttes dans une cuiller à soupe de miel, mélangez, puis mettez dans $^1/_4$ à $^1/_2$ l d'eau et remuez. Cette application est recommandée en cas de dessèchement cutané, de desquamations, d'impuretés, de plaies ou d'eczéma.

Soins capillaires

Versez 2-4 gouttes dans un peu de shampooing, mélangez et lavez-vous les cheveux normalement. Laissez agir quelques minutes avant de rincer. Ce traitement est efficace contre les pellicules, les démangeaisons du cuir chevelu et les problèmes de cheveux en général.

Soins cutanés

En cas d'acné, de comédons ou d'abcès, tamponnez les parties à traiter avec un morceau de ouate imbibé de quelques gouttes d'huile essentielle de patchouli.

Bain complet

Versez 3-6 gouttes dans 2-3 cuillers à soupe de miel, mélangez, puis mettez dans l'eau et remuez. Ce bain régénérant est recommandé en cas d'affection cutanée, d'eczéma, de dessèchement ou de desquamations. Il tonifie et stabilise le corps et l'esprit.

Signe zodiacal Taureau • **Astre** Vénus • **Élément** Terre, un peu eau • **Niveau vibratoire** Note de fond

Petit grain bigarade

Nom latin *Citrus aurantium bigaradia*

Famille botanique Rutacées

Origine Europe méridionale, Syrie, Afrique orientale, Caraïbes, Amérique centrale

Obtention Distillation à la vapeur d'eau des feuilles, des rameaux et des fruits immatures de l'oranger bigaradier (100-200 kg de masse végétale → 1 l d'huile essentielle)

Composants Géranial, acétate de géranyle, limonène, linalol, acétate de linalyle, sesquiterpènes

Parfum

Frais, âpre et légèrement acidulé

Psyché

L'huile essentielle de petit grain bigarade s'emploie en cas de surmenage psychique dû aux contrariétés, aux soucis ou à un choc, de difficulté à s'endormir ou de nuits agitées et sans sommeil s'accompagnant de tristesse. Elle rassérène, détend et apporte joie et harmonie.

Indications

L'huile essentielle de petit grain bigarade est souvent utilisée en cosmétique, notamment dans les savons et dans l'eau de Cologne. Rafraîchissante et revitalisante, elle convient aussi bien aux peaux normales qu'aux peaux à problèmes présentant des rides et des impuretés. Elle est antibactérienne et s'avère en outre efficace contre les troubles digestifs, les troubles gastriques d'origine nerveuse, les contractures et les migraines.

Diffusion

Versez 3 4 gouttes dans un diffuseur d'arômes. Le parfum frais et âpre qui se dégage alors, crée une atmosphère gaie et sereine, détend, combat la dépression, soulage les troubles nerveux, atténue les migraines et facilite l'endormissement.

Massage

Versez 1-2 gouttes dans 4-5 cuillers à soupe de support gras (par ex. de l'huile de millepertuis ou de camomille), mélangez et appliquez selon le cas sur les tempes, la nuque, le ventre, le dos ou toute autre zone cutanée en massant. Cette onction est très utile en cas de problèmes cutanés, d'eczéma ou de peau stressée et flétrie. Elle produit en outre un effet apaisant en cas de troubles gastro-intestinaux (massez la région du plexus solaire et de l'abdomen dans le sens des aiguilles d'une montre), de céphalées de tension, d'épuisement ou de difficulté à s'endormir.

Le massage des zones réflexes des pieds au moyen de cette préparation stimule en douceur les forces physiques diminuées et rétablit l'équilibre psychique.

Compresse

Versez 2-3 gouttes dans une cuiller à soupe de miel, mélangez, puis mettez dans $^1/_4$ à $^1/_2$ l d'eau et remuez. Cette application est recommandée en cas d'affection cutanée ou de peau flétrie et stressée. Elle soulage en outre les troubles gastro-intestinaux, les tensions musculaires, les céphalées de tension et les migraines.

Soins cutanés

En cas d'acné ou de comédons, imbibez un morceau de ouate de quelques gouttes d'huile essentielle de petit grain bigarade et tamponnez directement sur les parties à traiter.

Bain complet

Versez 3-6 gouttes dans 2-3 cuillers à soupe de miel, mélangez, puis mettez dans l'eau et remuez. Ce bain réparateur, équilibrant et harmonisant détend les nerfs hyperréactifs dans les moments de stress ou de surmenage professionnel. Il est également recommandé chez l'enfant agité et nerveux, à condition de réduire le dosage.

Remarque

L'huile essentielle de petit grain bigarade est réservée à l'usage externe et ne doit pas être appliquée sur la peau juste avant l'exposition au soleil car elle peut induire une photosensibilisation (apparition de taches brunes).

Signe zodiacal Vierge • **Astre** Mercure • **Élément** Air, feu, terre • **Niveau vibratoire** Note de tête

Piment

Nom latin	*Pimenta officinalis*
Famille botanique	Myrtacées
Origine	Caraïbes, Amérique du Sud, Jamaïque, régions tropicales
Obtention	Distillation à la vapeur des fruits immatures séchés (Env. 25 kg de fruits →1 l d'huile essentielle)
Composants	Eugénol pour 60-80 %, phénol, sesquiterpène, résine

Parfum

Balsamique et épicé

Psyché

L'huile essentielle de piment s'emploie en cas de neurasthénie, d'indifférence ou d'apathie. Elle stimule les forces spirituelles et créatives, donne l'envie d'entreprendre et favorise l'enthousiasme pour de nouveaux projets.

Indications

En raison de ses propriétés antiseptiques, l'huile essentielle de piment est indiquée en cas de problèmes cutanés ou de parasites, mais elle s'avère également efficace en cas de troubles gastro-intestinaux, de ballonnements, de manque d'appétit, de rhumatismes, de douleurs musculaires ou articulaires, de contractures ou de raideurs articulaires.

Diffusion

Versez 3-4 gouttes dans un diffuseur d'arômes. Le parfum balsamique et épicé - évoquant un peu le clou de girofle - qui se dégage alors, fortifie en cas de fatigue psychologique, redonne l'énergie d'entreprendre et réveille le désir de faire des choses nouvelles.

Massage

Versez 1-2 gouttes dans 4-5 cuillers à soupe de support gras (par ex. de l'huile de sésame ou d'arnica), mélangez et appliquez selon le cas sur l'épigastre, le ventre (massez la région du plexus solaire et de l'abdomen dans le sens des aiguilles d'une montre), les muscles, les articulations ou toute autre zone cutanée en massant. Cette onction est recommandée en cas de parasites

externes, de troubles gastro-intestinaux ou de rhumatismes.
Le massage des zones réflexes des pieds au moyen de cette préparation stimule les forces diminuées et redonne l'envie d'agir de manière constructive.

Soins capillaires

Versez 1-3 gouttes dans un peu de shampooing, mélangez et lavez-vous les cheveux normalement. Laissez agir quelques minutes avant de rincer. Ce traitement est recommandé en cas de problèmes du cuir chevelu ou de parasites.

Bain complet

Versez 3-5 gouttes dans 2-4 cuillers à soupe de miel, mélangez, puis mettez dans l'eau et remuez. Ce bain antiseptique est recommandé en cas de parasites externes. Il soulage aussi les muscles et les articulations et augmente le tonus général. Contre-indiqué en de fièvre.

Cuisine

Le piment relève agréablement soupes, ragoûts, gratins, pâtés, sauces, viande rouge, poisson, volaille, légumes, riz, gâteaux aromatiques et plats sucrés. Mettez-en très peu ! une goutte mélangée à un peu d'huile végétale ou de miel suffit.

Soins vétérinaires

Si votre chien a des parasites externes, versez quelques gouttes d'huile essentielle de piment dans son shampooing ou dans de l'eau, secouez bien et frictionnez le pelage avec. Servez-vous de la même lotion pour laver la niche ou le panier et pour vaporiser les endroits où l'animal se tient le plus souvent.

Remarque

L'huile essentielle de piment étant très hyperémiante, elle peut provoquer des irritations chez les personnes à peau sensible. Aussi mieux vaut-il procéder au préalable à un petit test cutané sur l'avant-bras afin de s'assurer de la bonne tolérance au produit. En raison de sa teneur élevée en eugénol, l'huile essentielle de piment peut attaquer les métaux.

Signe zodiacal Lion • **Astre** Soleil, Pluton • **Élément** Feu • **Niveau vibratoire** Note de cœur

Pin des montagnes

Nom latin *Pinus pumilio, P. mugo*

Famille botanique Abiétacées

Origine Alpes, Carpates

Obtention Distillation à la vapeur d'eau des aiguilles fraîches (200 kg d'aiguilles → 1 l d'huile essentielle)

Composants Camphène, pinène, acide résinique

Parfum

De conifère, frais et épicé

Psyché

L'huile essentielle de pin des montagnes s'emploie en cas de pusillanimité, de manque d'assurance, d'instabilité psychique ou de caractère lunatique. Comme toutes les essences de conifères, elle donne du courage, renforce la confiance en soi, favorise l'ancrage dans le réel et aide à démêler les problèmes de la vie quotidienne.

Indications

En raison de ses propriétés antiseptiques, l'huile essentielle de pin des montagnes est très utile dans tous les problèmes touchant les voies respiratoires supérieures. Ses propriétés fluidifiantes et anti-inflammatoires améliorent la respiration et la rendent plus profonde, soulageant ainsi infections grippales, congestion nasale, sinusite, toux, bronchite, asthme et laryngite. Elle est aussi indiquée en cas d'inflammation dans la région de la vésicule biliaire et des excrétrices (uretères et vessie). Par ailleurs, elle améliore l'irrigation des tissus et soulage rhumatismes, tensions musculaires, douleurs articulaires, névralgies, migraines, tension céphalique et raideurs dans la nuque ou les épaules.

Diffusion

Versez 3-4 gouttes dans un diffuseur d'arômes. L'huile essentielle de pin des montagnes est un excellent antiseptique aérien ! Son parfum limpide et frais crée une atmosphère détendue, donne du courage et incite à l'optimisme.

Inhalation

Versez 1-3 gouttes dans une cuiller à soupe de miel, mélangez et remuez dans $1/4$ à $1/2$ l d'eau chaude. La vapeur ainsi produite combat les infections, fluidifie les sécrétions et atténue l'inflammation en cas de rhume, de sinusite ou de maux de gorge.

Sauna

Versez 3-6 gouttes dans l'eau du seau et aspergez-en les braises.

Massage

Versez 1-2 gouttes dans 4-5 cuillers à soupe de support gras (par ex. de l'huile d'amande douce, de noix de macadamia ou d'avocat), mélangez et appliquez sur la poitrine, le dos, les muscles et les articulations en massant. Cette onction hyperémiante et antispasmodique combat les infections, facilite la respiration, fluidifie les sécrétions et réduit l'inflammation. Elle est également recommandée en cas de névralgies, de problèmes musculaires ou articulaires, de raideurs dans les épaules ou la nuque, de tension céphalique ou de migraine. Le massage des zones réflexes des pieds au moyen de cette préparation diminue la pusillanimité, stimule les défenses de l'organisme et facilite la prise de décision en cas de problèmes.

Compresse

Versez 1-3 gouttes dans une cuiller à soupe de miel, mélangez, puis mettez dans $1/4$ à $1/2$ l d'eau et remuez. Cette application soulage les contractures et les névralgies, stimule l'irrigation sanguine et calme les douleurs en cas de problèmes musculaires ou articulaires.

Bain complet

Versez 3-6 gouttes dans 2-3 cuillers à soupe de miel, mélangez, puis mettez dans l'eau et remuez. Ce bain relaxant soulage en cas d'infection ou de névralgie, stimule et fortifie. Contre-indiqué en cas de fièvre.

Désinfection des locaux

Versez 2-3 gouttes dans une cuiller à soupe de savon liquide ou de produit d'entretien, mélangez, puis mettez dans l'eau de ménage et remuez, ou bien versez 2-3 gouttes dans le sac de l'aspirateur. Le parfum frais du pin des montagnes facilite la respiration et soulage les personnes sujettes à l'oppression thoracique ou aux allergies respiratoires.

Remarque

L'huile essentielle de pin des montagnes est réservée à l'usage externe.

Signe zodiacal Vierge • **Astre** Mercure • **Élément** Terre, un peu air • **Niveau vibratoire** Note de fond

Pin sylvestre

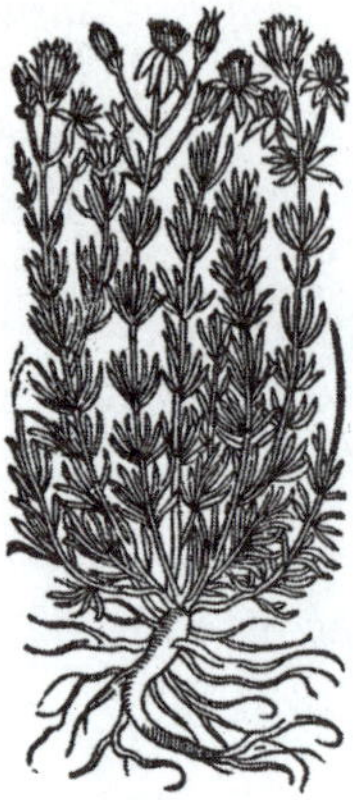

Nom latin	*Pinus sylvestris*
Famille botanique	Abiétacées
Origine	Europe, Sibérie, Amérique du Nord, Canada
Obtention	Distillation des aiguilles à la vapeur d'eau (500 kg d'aiguilles →1 l d'huile essentielle)
Composants	Acétate de bornyle pour 30-40 %, cadinène, dipentène et phellandrène, pinène et sylvestrène

Parfum De forêt, frais et épicé

Psyché

L'huile essentielle de pin sylvestre s'emploie en cas d'irritation du système neurovégétatif, d'agitation, d'insomnie ou d'épuisement psychique. Elle confère endurance, force et assurance, augmente la résistance psychique, renforce la confiance en soi, stimule les facultés intellectuelles et apporte calme et contentement.

Indications

L'huile essentielle de pin sylvestre est assainissante et clarifiante. Elle a un effet fluidifiant, antispasmodique et antiseptique en cas de grippe, de rhume, de toux, de bronchite, d'asthme, de pharyngite ou de laryngite. Elle est aussi utilisée en cas d'oppression respiratoire, de crampes gastriques, d'estomac noué, de réplétion, de ballonnements ou de constipation, mais aussi en cas d'activité cardiaque difficile, d'arythmie, d'engourdissement ou de vertiges en rapport avec des troubles digestifs. Elle produit en outre un effet fortifiant et tonifiant en cas de phénomènes d'usure dégénérative, de tensions musculaires dans le dos ou les articulations, de douleurs dans l'omoplate droite ou dans la cage thoracique, de rhumatismes, de néphrite, de cystite, de prostatite ou d'impuissance.

Diffusion

Versez 3-4 gouttes dans un diffuseur d'arômes. L'essence de pin sylvestre est un excellent antiseptique aérien ! Son parfum limpide et frais a un effet antiseptique en cas d'infection et crée une atmosphère harmonieuse et neurotonique.

Inhalation

Versez 1-3 gouttes dans une cuiller à soupe de miel, mélangez et remuez dans $^1/_4$ à $^1/_2$ l d'eau chaude. La vapeur ainsi produite a un effet antiseptique en cas d'infection, de toux, d'oppression respiratoire ou d'encombrement des voies respiratoires.

Sauna

Versez 3-5 gouttes dans l'eau du seau et aspergez-en les braises.

Massage

Versez 1-2 gouttes dans 4-5 cuillers à soupe de support gras (par ex. de l'huile d'amande douce, d'arnica ou de calendula), mélangez et appliquez sur les bras, les jambes, le dos, la poitrine et les articulations en massant. Cette onction hyperémiante, antispasmodique et anti-inflammatoire est recommandée en cas d'infection, de troubles gastro-intestinaux (massez la région du plexus solaire et de l'abdomen dans le sens des aiguilles d'une montre) ou de problèmes musculaires, articulaires, rénaux ou urinaires.
Le massage des zones réflexes des pieds au moyen de cette préparation prévient l'épuisement et augmente la résistance physique et psychique.

Compresse

Versez 1-3 gouttes dans une cuiller à soupe de miel, mélangez, puis mettez dans $^1/_4$ à $^1/_2$ l d'eau et remuez. Cette application hyperémiante combat les spasmes et apaise les douleurs en cas d'infection, de troubles gastro-intestinaux ou de problèmes musculaires ou articulaires.

Bain complet

Versez 4-6 gouttes dans 2-3 cuillers à soupe de miel, mélangez, puis mettez dans l'eau et remuez. Ce bain favorise le processus de guérison en cas d'infection, de problèmes musculaires ou articulaires, d'asthénie ou de crises nerveuses. Contre-indiqué en cas de fièvre.

Bain de pieds

Versez 2-4 gouttes dans 1-2 cuillers à soupe de miel, mélangez, puis mettez dans l'eau et remuez. Ce traitement relaxant et hyperémiant apaise les jambes et les pieds meurtris et donne une agréable sensation de légèreté.

Désinfection des locaux

Versez 2-3 gouttes dans un peu de savon liquide ou de produit d'entretien, mélangez, puis mettez dans l'eau de ménage et remuez, ou bien versez 2-3 gouttes dans le sac de l'aspirateur ou dans l'encaustique destinée aux meubles. Le parfum frais du pin sylvestre facilite la respiration et soulage les personnes sujettes à l'oppression thoracique ou aux allergies respiratoires.

Signe zodiacal Vierge • **Astre** Mercure • **Élément** Terre • **Niveau vibratoire** Note de tête

Poivre

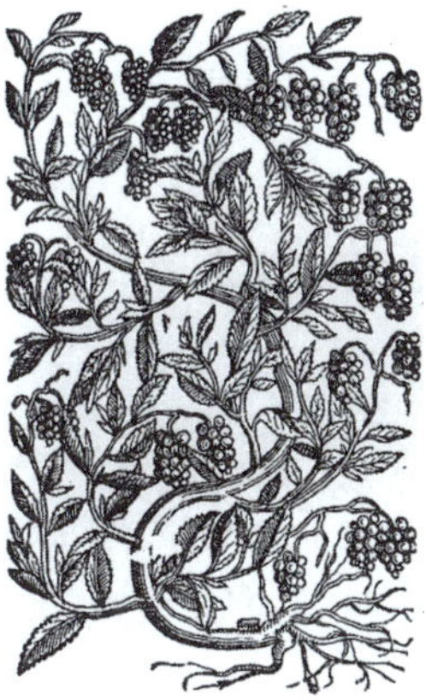

Nom latin *Piper nigrum*

Famille botanique Pipéracées

Origine Inde, Malaisie, Sri Lanka

Obtention Distillation à la vapeur d'eau des fruits séchés (30-35 kg de fruit →1 l d'huile essentielle)

Composants Phellandrène, pinène, limonène, pipérine

Parfum

Doucereux, épicé et chaud

Psyché

L'huile essentielle de poivre est particulièrement recommandée en cas d'angoisse, d'impressionnabilité, de tristesse inconsolable, de froid intérieur et de sentiment de vacuité. Son parfum légèrement épicé et puissant réchauffe, combat l'épuisement et redonne courage et confiance en soi. Ses propriétés tonifiantes favorisent l'assurance et la détermination, inclinent à un optimisme réaliste et augmentent la capacité de concentration.

Indications

L'huile essentielle de poivre est indiquée en cas de conjonctivite, d'infection des voies respiratoires supérieures, d'amygdalite, de pharyngite, d'embarras gastrique, de réplétion, de ballonnements, de coliques, de spasmes, de difficultés respiratoires, de palpitations, de cardialgies, de problèmes de miction, de rhumatismes ou de douleurs musculaires.

Diffusion

Versez 3-4 gouttes dans un diffuseur d'arômes. Le parfum chaud et doucereux qui se dégage alors a un effet tonifiant et relaxant. Il fortifie le corps et l'esprit. En synergie avec d'autres huiles essentielles, il développe des propriétés légèrement aphrodisiaques.

Inhalation

Versez 1-2 gouttes dans une cuiller à soupe de miel, mélangez et remuez dans $^1/_4$ à $^1/_2$ l d'eau chaude. Cette inhalation antiseptique est recommandée en cas d'infection des voies respiratoires supérieures, accompagnée d'une inflammation de la gorge, de céphalées et de toux.

Massage

Versez 1-2 gouttes dans 4-5 cuillers à soupe de support gras (par ex. de l'huile de millepertuis ou de camomille), mélangez et appliquez selon le cas sur le front, la nuque, la poitrine, le ventre, le dos, les muscles, les articulations ou toute autre zone cutanée en massant. Cette onction est recommandée en cas de troubles gastro-intestinaux ou de problèmes musculaires ou articulaires. Ses propriétés hyperémiantes stimulent doucement l'irrigation des tissus, tonifient le corps épuisé et donne une agréable sensation de bien-être.
Le massage des zones réflexes des pieds au moyen de cette préparation stimule les forces physiques diminuées et renforce la confiance en soi, l'assurance et la détermination.

Compresse

Versez 1-2 gouttes dans une cuiller à soupe de miel, mélangez, puis mettez dans $^1/_4$ à $^1/_2$ l d'eau et remuez. Cette application est recommandée en cas d'infection, de céphalées, de ballonnements, d'embarras gastriques, de troubles cardiaques ou de problèmes musculaires ou articulaires.

Hygiène buccale

Versez 1-2 gouttes dans un verre d'eau chaude, remuez, puis rincez-vous la bouche et gargarisez-vous. Ce bain de bouche antiseptique rafraîchit l'haleine et s'avère très utile en cas d'inflammation de la gorge ou d'infection.

Cuisine

L'huile essentielle de poivre relève agréablement légumes, sauces, soupes, marinades, viandes rouges, volaille, poisson, riz et légumes secs. N'en mettez pas trop ! une goutte mélangée à un peu d'huile végétale suffit.

Remarque

L'huile essentielle de poivre peut provoquer une irritation chez les personnes à la peau sensible. Aussi doit-elle toujours être utilisée diluée. Pour parer à toute éventualité, procédez au préalable à un petit test cutané sur l'avant-bras.

Signe zodiacal Lion, bélier • **Astre** Soleil, Mars, Pluton • **Élément** Feu, terre • **Niveau vibratoire** Note de fond légère

Romarin

Nom latin	*Rosmarinus officinalis*
Famille botanique	Lamiacées
Origine	Europe, bassin méditerranéen, Afrique
Obtention	Distillation à la vapeur d'eau des sommités fleuries (60-100 kg de masse végétale →1 l d'huile essentielle)
Composants	Bornéol, camphre, camphène, cinéole, p-cymène, pinène, thujone, résine, substances amères, saponine

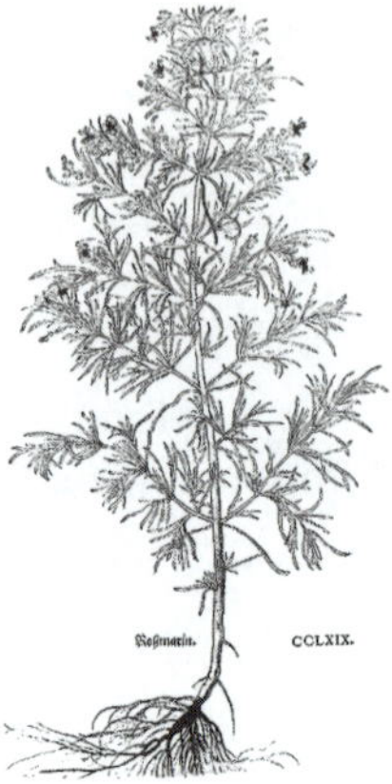

Parfum

Épicé, fin et vivifiant

Psyché

L'huile essentielle de romarin s'emploie en cas d'épuisement intellectuel, d'apathie, de passivité, de réserve angoissée ou de psychorigidité. Elle clarifie les idées et donne de l'assurance, défait les blocages, stimule les facultés intellectuelles et créatrices, incite à l'innovation et apporte joie et énergie.

Indications

L'huile essentielle de romarin est souvent utilisée en cosmétique. Elle stimule et rafraîchit la peau lorsqu'elle est fatiguée ou flétrie, lui apportant souplesse et vitalité ; elle l'assainit en cas d'impuretés ou autres problèmes, combat les pellicules et freine l'alopécie. Elle possède des propriétés antispasmodiques, hyperémiantes et désintoxiquantes et aurait aussi un effet rajeunissant. Ses propriétés germicides sont très utiles en cas d'infection des voies respiratoires supérieures, de troubles gastro-intestinaux ou de problèmes hépatiques ou biliaires. En outre, elle stimule la diurèse et le métabolisme, dissout les dépôts en cas d'artériosclérose, de rhumatismes, de goutte ou de douleurs musculaires. Enfin, ses propriétés tonifiantes favorisent l'élaboration du sang en cas d'anémie et aident à mobiliser toutes les réserves d'énergie. Les tissus sont mieux irrigués, la tension artérielle est régulée et la circulation sanguine stabilisée.

Diffusion

Versez 3-4 gouttes dans un diffuseur d'arômes. Le parfum épicé qui se dégage alors, prévient l'épuisement et crée une atmosphère rafraîchissante, stimulante et vivifiante ; il favorise l'envie d'entreprendre et d'innover.

Inhalation

Versez 1-3 gouttes dans une cuiller à soupe de miel, mélangez et remuez dans $^1/_4$ à $^1/_2$ l d'eau chaude. L'inhalation est recommandée en cas d'infection des voies respiratoires supérieures, de rhume, de toux, d'asthme, de céphalées ou d'impuretés de la peau.

Massage

Versez 1-2 gouttes dans 3-4 cuillers à soupe de support gras (par ex. de l'huile de germe de blé ou d'amande douce), mélangez et appliquez selon le cas sur les tempes, la nuque, derrière les oreilles, sur le dos, le ventre (massez la région du plexus solaire et de l'abdomen dans le sens des aiguilles d'une montre), les muscles, les articulations ou toute autre zone cutanée en massant. Cette onction stimule la désintoxication de la peau et du tissu conjonctif et, en stimulant l'irrigation sanguine, soulage les infections, les difficultés respiratoires, le zona, le lumbago et les rhumatismes ; elle diminue les œdèmes et combat les spasmes liés aux céphalées ou aux troubles cardiaques. Enfin, elle augmente le tonus général.
Le massage des zones réflexes des pieds, au moyen de cette préparation, stimule l'élimination des toxines et stimule l'envie de vivre.

Compresse

Versez 1-3 gouttes dans une cuiller à soupe de miel, mélangez, puis mettez dans $^1/_4$ à $^1/_2$ l d'eau et remuez. Cette application est très utile pour désintoxiquer et vivifier les peaux fatiguées ou abîmées, détendre les muscles contracturés, assouplir les articulations et lever les stases dans le tissu conjonctif.

Soins capillaires

Versez 2-4 gouttes dans un peu de shampooing, mélangez et lavez-vous les cheveux normalement. Laissez agir quelques minutes avant de rincer. Ce traitement est recommandé en cas de pellicules, de démangeaisons du cuir chevelu ou de cheveux ternes. Le romarin convient particulièrement aux cheveux foncés.

Bain complet

Versez 3-5 gouttes dans 2-3 cuillers à soupe de miel, mélangez, puis mettez dans l'eau et remuez. Ce bain stimulant et vivifiant est recommandé durant les périodes de fatigue ou d'épuisement. Il favorise l'élimination des toxines et active l'irrigation des tissus. À éviter avant de se coucher et contre-indiqué en cas de fièvre.

Bain de pieds

Versez 1-3 gouttes dans une cuiller à soupe de miel, mélangez, puis mettez dans l'eau et remuez. Ce traitement a un effet désodorisant, hyperémiant et vivifiant en cas de pieds et de jambes fatigués, lourds ou meurtris.

Cuisine

L'huile essentielle de romarin aromatise agréablement soupes, tomates, légumes, sauces, marinades, viande rouge, volaille et poisson. Mettez-en très peu ! une goutte mélangée à un peu d'huile végétale suffit.

Remarque

L'huile essentielle de romarin est contre-indiquée durant la grossesse et chez les personnes épileptiques.

Signe zodiacal Bélier • **Astre** Mars • **Élément** Feu, terre • **Niveau vibratoire** Note de fond légère

Rose

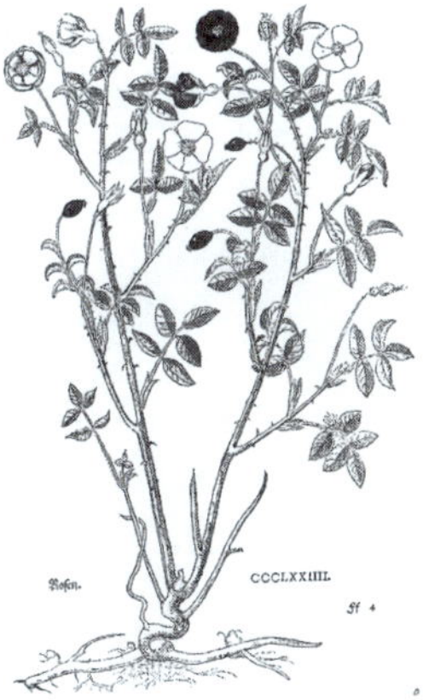

Nom latin	*Rosa damascena, R. gallica, R. centifolia*
Famille botanique	Rosacées
Origine	Europe, bassin méditerranéen (l'huile la plus précieuse est fabriquée en Bulgarie)
Obtention	Distillation à la vapeur des pétales frais (5 000 kg de pétales →1 l d'huile essentielle)
Composants	Eugénol, farnésol, géraniol, linalol, nérol, aldéhyde nonylique, rhodinol, stearoptène

Parfum Fleuri, sucré et doucereux

Psyché

L'huile essentielle de rose est le remède par excellence des peines de cœur, des chagrins, des tourments, de l'agitation nerveuse ou des troubles dépressifs. Elle possède des propriétés équilibrantes, harmonisantes et relaxantes, soulage les blessures affectives, atténue l'hyperémotivité et ouvre le cœur à la joie et à l'harmonie. Elle est par ailleurs légèrement aphrodisiaque, prévient l'impuissance et la frigidité et incline à la tendresse et à l'attachement.

Indications

L'huile essentielle de rose est l'une des plus anciennes et des plus recherchées. Elle est utilisée depuis la plus haute antiquité pour les soins corporels. Son parfum suave et ses propriétés régénérantes pour la peau sont universellement reconnues. Elle est indiquée en cas de migraines, de céphalées, de conjonctivite, de fièvre, de troubles cardiaques, de problèmes hépatiques ou spléniques, de nausées ou d'embarras gastriques. Ses propriétés hormono-régulatrices et tonifiantes sont utiles en cas d'affections génitales, quelles qu'elles soient. L'huile essentielle de rose est une compagne idéale pour tous les moments cruciaux de la vie, de la naissance au dernier soupir en passant par les soins du nourrisson et de l'enfant, les relations amoureuses et la grossesse.

Diffusion

Versez 3-4 gouttes dans un diffuseur d'arômes. Le parfum suave qui se dégage alors crée une atmosphère tendre et harmonieuse, réconforte, égaie, favorise un sommeil réparateur et fait faire des rêves agréables.

Massage

Versez 1-2 gouttes dans 4-5 cuillers à soupe de support gras (par ex. de l'huile de noix de macadamia ou d'amande douce), mélangez et appliquez sur la peau en massant. Cette onction convient aussi bien aux peaux normales qu'aux peaux à problèmes. Elle est notamment recommandée en cas d'eczéma, d'ulcérations, d'éraflures, de coupures, de petits vaisseaux éclatés ou d'irritation cutanée, ainsi que pour prévenir les vergetures. Elle s'avère par ailleurs utile en cas de troubles hormonaux, de dépression, de troubles menstruels ou ménopausiques, ou de frigidité. Elle peut aussi agir efficacement contre les rides ou les paupières gonflées. Les lotions à base d'huile essentielle de rose conviennent très bien à la toilette des nourrissons et des jeunes enfants.
Le massage des zones réflexes des pieds au moyen d'une huile végétale additionnée de quelques gouttes d'huile essentielle de rose permet de concilier harmonieusement les besoins physiques et psychiques.

Compresse

Versez 1-2 gouttes dans une cuiller à soupe de miel, mélangez, puis mettez dans env. $^1/_4$ l d'eau et remuez. Cette application apaise la peau, atténue les rides et les œdèmes (peau ou paupières gonflées), soulage les douleurs oculaires, estompe les petits vaisseaux éclatés et améliore le teint. En cas de palpitations ou de troubles cardiaques d'origine émotionnelle, elle diminue la nervosité et l'angoisse et apaise l'affect blessé.

Hygiène buccale

Versez une goutte dans un verre d'eau chaude, remuez, puis rincez-vous la bouche et gargarisez-vous. Ce bain de bouche rafraîchissant et anti-inflammatoire est recommandé en cas de mauvaise haleine, d'inflammation, d'aphtes, de maux de gorge ou de muguet.

Bain complet

Versez 2-4 gouttes dans 2-3 cuillers à soupe de miel, mélangez, puis mettez dans l'eau et remuez. Ce bain est recommandé en cas de problèmes cutanés, d'affections gynécologiques, de nervosité ou tout simplement pour se faire plaisir. Il met en harmonie les sens, le corps, l'âme et l'esprit. Contre-indiqué en cas de fièvre.

Cuisine

L'huile essentielle de rose parfume agréablement desserts, chocolats, galettes, crème fouettée et sirops. Mettez-en très peu ! une goutte mélangée à un peu de miel suffit.

Signe zodiacal Poisson • **Astre** Jupiter • **Élément** Eau, un peu terre • **Niveau vibratoire** Note de cœur

Santal des Indes occidentales

Nom latin *Amyris balsamifera*
Famille botanique Rutacées
Origine Caraïbes
Obtention Distillation à la vapeur d'eau du bois broyé (env. 20-25 kg de bois →1 l d'huile essentielle épaisse)
Composants Principalement des alcools terpéniques et divers fusanols

Parfum Balsamique et doucereux

Psyché

L'huile essentielle de santal des Indes occidentales s'emploie en cas d'inhibition émotionnelle, d'égoïsme, d'agressivité, d'angoisses, de dépression ou de manque d'assurance. Sur le plan spirituel, elle possède des qualités incontestées telles qu'énergie créatrice, clairvoyance ou détachement par rapport aux contraintes psychiques et aux influences négatives ; elle apporte délassement et harmonie.

Indications

L'huile essentielle de santal des Indes occidentales est utilisée depuis toujours pour ses propriétés résolutives et vulnéraires. Elle est indiquée en cas de problèmes cutanés, d'acné, de dessèchement ou d'eczéma, mais elle produit aussi un effet fluidifiant en cas de problèmes au niveau des voies respiratoires supérieures ; elle soulage les embarras gastriques, tonifie le système uro-génital, tue les bactéries, combat les spasmes, calme les nerfs et stimule la libido.

Diffusion

Versez 3-4 gouttes dans un diffuseur d'arômes. Le parfum balsamique qui se dégage alors, produit une atmosphère harmonieuse, équilibrante et inspirante.

Massage

Versez 1-2 gouttes dans 4-5 cuillers à soupe de support gras (par ex. de l'huile de noix de macadamia ou de camomille),

mélangez et appliquez selon le cas sur le visage, le dos, la poitrine ou le ventre, en massant. Cette onction combat les infections, soulage les contractures, fortifie et reconstitue.
Le massage des zones réflexes des pieds au moyen de cette préparation donne de l'assurance et stimule la créativité.

Compresse

Versez 3-6 gouttes dans une cuiller à soupe de miel, mélangez, puis mettez dans $^1/_4$ à $^1/_2$ l d'eau et remuez. Cette application est indiquée en cas de problèmes cutanés ou d'impuretés, ainsi que pour soulager les contractures.

Bain complet

Versez 5-6 gouttes dans 2-3 cuillers à soupe de miel, mélangez, puis mettez dans l'eau et remuez. Ce bain bienfaisant stimule les défenses immunitaires en cas d'infection, soulage les problèmes de peau et augmente le tonus général. Contre-indiqué en cas de fièvre.

Bain de pieds

Versez 2-3 gouttes dans 1-2 cuillers à soupe de miel, mélangez, puis mettez dans l'eau et remuez. Ce traitement fortifie et détend les jambes et les pieds fatigués ou meurtris.

Signe zodiacal Taureau • **Astre** Vénus • **Élément** Terre, un peu feu • **Niveau vibratoire** Note de fond légère

Sauge officinale

Nom latin	*Salvia officinalis*
Famille botanique	Lamiacées
Origine	Europe, bassin méditerranéen
Obtention	Distillation à la vapeur d'eau des feuilles séchées (50-100 kg de feuilles →1 l d'huile essentielle)
Composants	Bornéol, salviol (ou camphre salvique), cinéole, α-pinène, salvène, salvone (cétone également appelée thujone), acide tannique et substances œstrogen-like

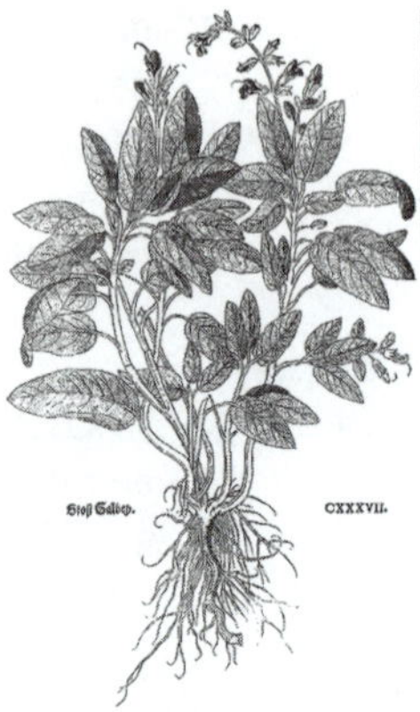

Parfum Frais et âpre

Psyché

L'huile essentielle de sauge officinale s'emploie en cas de crises de larmes, d'affaiblissement nerveux, d'instabilité psychologique, d'irritabilité due à des nuits sans sommeil ou à des suées épuisantes. Elle vivifie, rééquilibre et tonifie, stimule l'énergie intellectuelle, fortifie le système nerveux éprouvé, et apporte force et harmonie.

Indications

En raison de ses propriétés désodorisantes et antisudorales, l'huile essentielle de sauge officinale est parfois utilisée en cosmétique. Elle combat l'inflammation en cas d'impuretés de la peau, d'acné ou d'eczéma. Ses propriétés antiseptiques sont très utiles en cas de maux de dents ou d'infection des muqueuses buccales, de la gorge ou des voies respiratoires supérieures. Elle peut en outre s'avérer efficace en cas de névralgies maxillaires ou temporales ; elle stimule l'élaboration du sang, régule l'activité thyroïdienne et exerce une influence positive sur les paralysies et en cas d'apoplexie.

Diffusion

Versez 3-4 gouttes dans un diffuseur d'arômes. Le parfum frais et puissant qui se dégage alors a un effet antiseptique en cas d'infection. Il stimule et tonifie le corps, l'âme et l'esprit. C'est un antiseptique aérien puissant.

Inhalation

L'infusion chaude de sauge officinale soulage les infections des voies respiratoires supérieures, combat l'inflammation, désinfecte et influe positivement sur la voix. Pour les raisons exposées dans la remarque ci-après, l'huile essentielle de sauge officinale est contre-indiquée dans certains cas, y compris en inhalation par fumigation.

Massage

Versez 1-2 gouttes dans 4-5 cuillers à soupe de support gras (par ex. de l'huile d'amande douce ou de millepertuis), mélangez et appliquez selon le cas sur les tempes, les mâchoires, les muscles, les articulations, les jambes, les pieds ou toute autre zone cutanée en massant. Cette onction anti-inflammatoire est recommandée en cas de problèmes cutanés, de névralgies, de rhumatismes ou de troubles circulatoires.

Compresse

Versez 1-2 gouttes dans une cuiller à soupe de miel, mélangez, puis mettez dans $^1/_4$ à $^1/_2$ l d'eau et remuez. Cette application vivifie et désinfecte en cas de fatigue cutanée, d'acné ou d'impuretés ; elle active l'irrigation sanguine et tonifie en cas de problèmes musculaires ou articulaires.

Hygiène buccale

Rincez-vous la bouche et gargarisez-vous avec de l'infusion de sauge officinale

Bain complet

Versez 3-4 gouttes dans 2-3 cuillers à soupe de miel, mélangez, puis mettez dans l'eau et remuez. Ce bain soulage en cas de grippe ou de fortes sudations. Il vivifie et rafraîchit en cas d'épuisement ou durant les périodes de fatigue. Il est déconseillé avant le coucher et contre-indiqué en cas de fièvre.

Bain de pieds

Versez 1-3 gouttes dans une cuiller à soupe de miel, mélangez, puis mettez dans l'eau et remuez. Ce traitement vivifie, rafraîchit, désodorise et arrête la transpiration des pieds et des jambes fatigués ou meurtris.

Remarque

Même à très faible dose, l'huile essentielle de sauge officinale peut déclencher une crise d'épilepsie chez les personnes qui y sont sujettes. Aussi, pour parer à toute éventualité, mieux vaut ne jamais l'ingérer ou bien utiliser plutôt l'huile essentielle de sauge sclarée, qui ne contient pas de thujone. L'huile essentielle de sauge officinale est, par ailleurs, contre-indiquée durant la grossesse.

Signe zodiacal Vierge • **Astre** Mercure • **Élément** Eau, un peu feu • **Niveau vibratoire** Note de cœur

Sauge sclarée

Nom latin	*Salvia sclarea*
Famille botanique	Lamiacées
Origine	Europe méridionale
Obtention	Distillation à la vapeur d'eau des sommités fleuries (1 000 kg de masse végétale →1 l d'huile essentielle)
Composants	Principalement linalol et acétate de linalyle

Parfum Chaud et boisé

Psyché

L'huile essentielle de sauge sclarée s'emploie en cas d'angoisses, de crises de larmes, d'émotivité excessive et d'épuisement mental. Elle tonifie le système nerveux, stabilise le psychisme, favorise l'inspiration et la créativité, réveille la sensibilité et ouvre de nouveaux horizons.

Indications

En raison de ses propriétés dermoprotectrices, la sauge sclarée est souvent utilisée en cosmétique pour les peaux fatiguées, flasques ou à problèmes. Elle est désintoxiquante et tonifiante en cas d'acné, d'eczéma ou d'impuretés. Elle combat l'inflammation en cas d'affection de type grippal du larynx et des voies respiratoires supérieures, de toux, de bronchite, de sinusite frontale ou maxillaire, de douleurs dans la mâchoire, de maux de dents, de céphalées, de fortes sudations, de troubles gastro-intestinaux, de ballonnements, de troubles digestifs ou d'inflammation des voies urinaires excrétrices (uretères et vessie). Elle stimule le système hormonal, fait venir les règles et influe positivement sur le comportement sexuel en cas de frigidité ou d'impuissance.

Diffusion

Versez 3-4 gouttes dans un diffuseur d'arômes. Le parfum épicé et entêtant qui se dégage alors est un excellent antiseptique aérien qui détend les nerfs irrités, euphorise légèrement et stimule l'imagination et la créativité.

Massage

Versez 1-2 gouttes dans 4-5 cuillers à soupe de support gras (par ex. de l'huile d'amende douce ou de noix de macadamia), mélangez et appliquez selon le cas sur le front, la mâchoire supérieure, derrière les oreilles, sur la poitrine, le ventre (massez la région du plexus solaire et de l'abdomen dans le sens des aiguilles d'une montre), le dos, les lombaires ou toute autre zone cutanée en massant. Cette onction désinfecte et désintoxique en cas de problèmes de peau, stimule les fonctions cutanées, aide en cas de céphalées, d'infection, de toux et rhume, de névralgies touchant la face et les mâchoires, de ballonnements, de troubles digestifs ou d'infection des voies urinaires.
Le massage des zones réflexes des pieds au moyen de cette préparation stimule la désintoxication de la lymphe et du tissu conjonctif et stabilise le psychisme. Avant la délivrance, elle prévient la déchirure du périnée.

Compresse

Versez 1-2 gouttes dans une cuiller à soupe de miel, mélangez, puis mettez dans $^1/_4$ à $^1/_2$ l d'eau et remuez. Cette application résolutive, antisudorale, relaxante et tonifiante est recommandée pour les peaux fatiguées, flétries, acnéiques, eczémateuses ou présentant des impuretés, mais aussi en cas de névralgies, d'infection ou de troubles digestifs.

Hygiène buccale

En ce qui concerne les bains de bouche et les gargarismes, il est préférable, pour les raisons exposées ci-après, de renoncer à l'huile essentielle et de recourir plutôt à l'infusion, qui est très efficace contre la mauvaise haleine et constitue une aide appréciable en cas d'inflammation et d'infection bucco-pharyngée.

Bain complet

Versez 3-5 gouttes dans 2-3 cuillers à soupe de miel, mélangez, puis mettez dans l'eau et remuez. Ce bain immunostimulant est recommandé en cas d'infection, de fortes sudations, de névralgies ou d'inflammation des voies urinaires. Il accélère les processus de guérison, tonifie lors des crises psychologiques ou durant les périodes d'épuisement et stabilise l'état général. Contre-indiqué en cas de fièvre.

Bain de pieds

Versez 1-3 gouttes dans une cuiller à soupe de miel, mélangez, puis mettez dans l'eau et remuez. Ce traitement désodorisant et apaisant est particulièrement recommandé en cas de transpiration.

Remarque

L'huile essentielle de sauge sclarée doit être utilisée avec circonspection, car elle peut engourdir les sens chez les personnes sensibles. Elle est contre-indiquée durant la grossesse et ne doit jamais être ingérée en même temps que de l'alcool ou un produit riche en fer.

Signe zodiacal Poisson • **Astre** Neptune • **Élément** Air, feu • **Niveau vibratoire** Note de cœur légère

Thuya

Nom latin *Thuja occidentalis, T. plicata*
Famille botanique Cupressacées
Origine Europe, Amérique, Asie
Obtention Distillation à la vapeur d'eau des feuilles et de l'écorce (60-100 kg de masse végétale →1 l d'huile essentielle)
Composants Principalement α-pinène, bornéol, acétate de bornyle, d-thujone, fenchone, fénone, une cétone et acide tannique.

Parfum

Boisé, épicé et puissant

Psyché

L'huile essentielle de thuya s'emploie en cas de forte émotivité, par ex. larmoiements ou frissons à l'audition d'un morceau de musique, d'idées fixes, de problèmes d'identité ou de dédoublement de la personnalité. Elle favorise la confiance en soi, le réalisme, la clarté des idées et la stabilité devant les conflits intérieurs.

Indications

L'huile essentielle de thuya est recommandée en cas de peau grasse, de pellicules ou de problèmes de croissance des phanères. Elle est très utile en cas de troubles chroniques consécutifs à une maladie infectieuse grave, et agit efficacement contre tous les problèmes de peau et de muqueuses, les affections génitales, les conséquences d'une chute dans l'eau, et les troubles postvaccinaux. Cette huile essentielle est indiquée en cas d'épuisement rapide avec amaigrissement, de douleurs gastriques, de ballonnements ou de diarrhées, mais aussi de névralgies, de rhumatismes musculaires et articulaires chroniques ou d'insomnies opiniâtres.

Diffusion

Versez 3-4 gouttes dans un diffuseur d'arômes. Le parfum boisé qui se dégage alors a un effet apaisant et équilibrant en cas d'agitation, de stress ou d'irritation, il constitue un facteur d'équilibre psychique et renforce la confiance en soi.

Massage

Versez 1-2 gouttes dans 4-5 cuillers à soupe de support gras (par ex. de l'huile de jojoba ou de noix de macadamia), mélangez et appliquez selon le cas sur la poitrine, le ventre (massez la région du plexus solaire et de l'abdomen dans le sens des aiguilles d'une montre), le dos, les muscles, les articulations ou toute autre zone cutanée en massant. Cette onction apaisante et désintoxiquante est recommandée en cas de problèmes cutanés, d'infection ou de rhumatismes. Elle atténue les douleurs et stimule la désintoxication des tissus.
Le massage des zones réflexes des pieds au moyen de cette préparation stimule l'élimination des toxines, combat l'épuisement psychique et augmente le tonus général.

Compresse

Versez 1-2 gouttes dans une cuiller à soupe de miel, mélangez, puis mettez dans env. $^1/_2$ l d'eau et remuez. Cette application apporte un soulagement appréciable en cas de problèmes cutanés ou muqueux ainsi que de rhumatismes.

Soins capillaires

Versez 1-2 gouttes dans un peu de shampooing, mélangez et lavez-vous les cheveux normalement. Laissez agir quelques minutes avant de rincer. Ce traitement d'appoint est recommandé en cas d'alopécie ou de problèmes de croissance capillaire.

Bain complet

Versez 2-4 gouttes dans 2-3 cuillers à soupe de miel, mélangez, puis mettez dans l'eau et remuez. Ce bain tonique et équilibrant stimule le métabolisme et l'élimination des toxines et assainit la peau et les muqueuses (également dans la région génitale). Contre-indiqué en cas de fièvre.

Bain de pieds

Versez 1-2 gouttes dans une cuiller à soupe de miel, mélangez, puis mettez dans l'eau et remuez. Ce traitement revitalisant détend tout en stimulant le métabolisme en cas de jambes et de pieds stressés ou meurtris.

Remarque

L'huile essentielle de thuya est réservée à l'usage externe ! Elle est contre-indiquée durant la grossesse et chez les personnes épileptiques ; elle ne doit jamais être utilisée non diluée et toujours avec parcimonie car, à forte dose, elle peut provoquer convulsions et intoxication.

Signe zodiacal Capricorne • **Astre** Saturne • **Élément** Terre, un peu feu • **Niveau vibratoire** Note de fond

Thym et serpolet

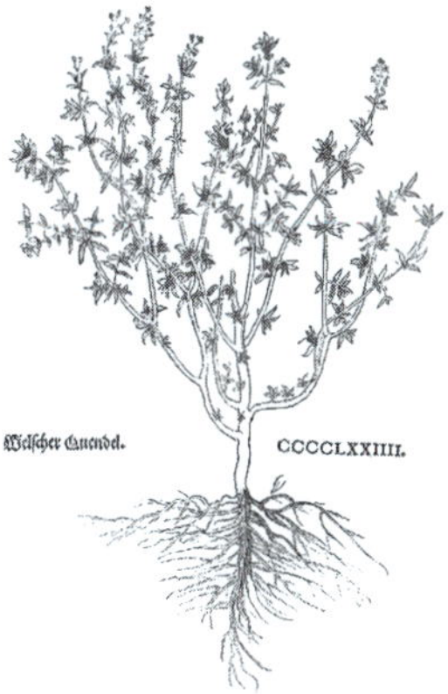

Nom latin	*Thymus vulgaris, T. serpyllum*
Famille botanique	Lamiacées
Origine	Europe, bassin méditerranéen, Israël, Afrique du Nord
Obtention	Distillation à la vapeur d'eau des sommités fleuries (110-140 kg de masse végétale →1 l d'huile essentielle)
Composants	Principalement acide tannique, substances amères, essence de deux phénols (thymol et carvacrol jusqu'à 60 %), terpènes (terpinène, lymène), alcools (bornéol, linalol)

Parfum Puissant et épicé

Psyché

L'huile essentielle de thym ou de serpolet s'emploie en cas de dépression, de manque d'énergie, de faiblesse, d'irritabilité, de caprices, d'attitude de défiance, de peur de la solitude, de rêves délirants avec fatigue au réveil, d'épuisement consécutif à un effort intellectuel ou physique intense, ou de manque d'initiative. Elle possède des propriétés tonifiantes et reconstituantes, donne du courage, renforce la confiance en soi, combat la peur et le manque d'assurance, stimule la volonté d'atteindre par ses propres moyens les objectifs recherchés.

Indications

En raison de son pouvoir très antiseptique, l'huile essentielle de thym ou de serpolet est indiquée dans le traitement de nombreuses affections cutanées, telles qu'acné, gale, eczéma ou furoncles. Elle est également recommandée en cas d'infections des voies respiratoires supérieures, telles que coqueluche, bronchite, asthme, sinusite, laryngite, pharyngite ou amygdalite, mais aussi en cas de troubles gastro-intestinaux, de parasites intestinaux ou de problèmes urinaires. Elle combat en outre les spasmes en cas de douleurs et de coliques, de rhumatismes musculaires et articulaires, de goutte ou d'arthrite. Ses propriétés tonifiantes stimulent l'élaboration du sang et renforcent l'état général.

Diffusion

Versez 3-4 gouttes dans un diffuseur d'arômes. Le parfum aromatique qui se dégage alors a un effet antiseptique en cas d'infection, tonifie en cas de crise psychique et fortifie le corps et l'esprit.

Inhalation

Versez 1-2 gouttes dans une cuiller à soupe de miel, mélangez et remuez dans $^1/_4$ à $^1/_2$ l d'eau chaude. Cette inhalation a un effet anti-inflammatoire et antiseptique en cas d'infection, de mucosité, de toux ou de refroidissement.

Massage

Versez 1-3 gouttes dans 3-4 cuillers à soupe de support gras (par ex. de l'huile de cumin ou de camomille), mélangez et appliquez selon le cas sur la poitrine, le dos, les muscles, les articulations,ou toute autre zone cutanée en massant. Cette onction est recommandée en cas de problèmes cutanés, d'eczéma, de piqûres d'insectes, d'hématomes, de coupures, d'éraflures, de grippe, de toux, de rhume, de catarrhe, de troubles gastro-intestinaux, de gastrite, de diarrhées, de rhumatismes, de typhus, de dorsalgies, de sciatique, de problèmes musculaires ou articulaires, de troubles ménopausiques ou d'affaiblissement de l'organisme.
Le massage des zones réflexes des pieds au moyen de cette préparation favorise l'élimination des toxines, atténue le stress et stimule l'envie d'entreprendre.

Compresse

Versez 1-3 gouttes dans une cuiller à soupe de miel, mélangez, puis mettez dans $^1/_4$ à $^1/_2$ l d'eau et remuez. Cette application est recommandée en cas de problèmes cutanés, d'acné, d'abcès, de furoncles, de contusions, d'élongations, d'entorse, de rhumatismes ou de dorsalgies.

Soins capillaires

En cas de pellicules, de démangeaisons du cuir chevelu ou de problèmes capillaires, versez 2-3 gouttes d'huile essentielle de thym ou de serpolet dans un peu de shampooing, mélangez et lavez-vous les cheveux normalement. Laissez agir quelques minutes avant de rincer. Après le séchage, et régulièrement entre deux shampooings, frictionnez-vous la tête avec 10 ml d'eau additionnée de 2-4 gouttes d'huile essentielle. Continuez ce traitement jusqu'à obtention de l'amélioration recherchée. À utiliser en cures.

Bain complet

Versez 2-5 gouttes dans 2-3 cuillers à soupe de miel, mélangez, puis mettez dans l'eau et remuez. Ce bain favorise le processus de guérison en cas d'infection, de rhumatisme, de lumbago, de problèmes musculaires ou articulaires, de contractures, d'acné, d'eczéma, d'herpès, d'affection cutanée, de troubles liés à la ménopause, d'épuisement ou de crise psychologique. Il a un effet drainant et désintoxiquant et tonifie le corps et l'esprit.

Cuisine

L'huile essentielle de thym ou de serpolet parfume agréablement légumes, viande rouge, poisson, sauces, marinades, soupes, riz, légumes secs, pâtes et pizzas. Mettez-en très peu ! 1-2 gouttes mélangées à un peu d'huile végétale suffisent.

Remarque

L'huile essentielle de thym ou de serpolet est contre-indiquée durant la grossesse et chez les personnes épileptiques. En raison de ses propriétés hyperémiantes, elle peut provoquer des irritations cutanées chez les personnes à peau sensible. Aussi est-il conseillé de procéder à un petit test sur l'avant-bras avant de l'utiliser pour la première fois.

Thym vulgaire *(Thymus vulgaris)*

Signe zodiacal Bélier • **Astre** Mars, Pluton • **Élément** Feu • **Niveau vibratoire** Note de fond légère

Serpolet *(Thymus serpyllum)*

Signe zodiacal Lion • **Astre** Soleil • **Élément** Feu • **Niveau vibratoire** Note de fond légère

Valériane

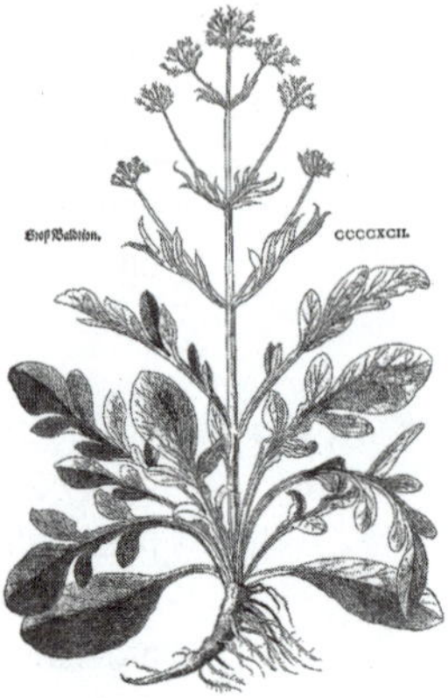

Nom latin	*Valeriana officinalis*
Famille botanique	Valérianacées
Origine	Europe
Obtention	Distillation des racines séchées à la vapeur d'eau (env. 70-100 kg de racines →1 l d'huile essentielle)
Composants	Principalement isovalérianate de bornyle, acétate de bornyle, formiate de bornyle et acide isovalérique

Parfum Aromatique et amer

Psyché

L'huile essentielle de valériane s'emploie en cas de cyclothymie, de stress, d'angoisses, d'abattement, de troubles du sommeil, d'agitation intérieure, de sensation d'étouffement à l'endormissement, d'hallucinations ou d'épuisement psychique. Elle calme les sens surexcités, favorise le sommeil, apporte apaisement et décontraction et augmente les forces psychiques.

Indications

L'huile essentielle de valériane s'est avérée efficace dans le traitement de tous les problèmes de peau et d'irritation cutanée d'origine nerveuse. Elle est également indiquée en cas de céphalées nerveuses, de migraines, d'asthme spasmodique, de gorge nouée, de troubles cardiaques d'origine nerveuse, de palpitations, de tachycardie, de troubles gastro-intestinaux d'origine nerveuse, de faim nauséeuse, d'aigreurs d'estomac, d'éructations acides, de fièvre, de diarrhée, de douleurs articulaires dans les membres, de secousses nerveuses, de douleurs dans les talons, de spasmes musculaires accompagnés d'un grand épuisement ou de vomissements par le nourrisson de morceaux de lait caillé après l'allaitement. Elle est enfin recommandée dans le traitement des paralysies consécutives à une maladie infectieuse aiguë (typhus ou diphtérie).

Diffusion

Versez 3-4 gouttes dans un diffuseur d'arômes. Le parfum aromatique et légèrement amer qui se dégage alors, diminue le stress et l'anxiété, calme les nerfs hyperréactifs et favorise le sommeil.

Massage

Versez 1-2 gouttes dans 4-5 cuillers à soupe de support gras (par ex. de l'huile de millepertuis, de camomille ou de jojoba) ; mélangez et appliquez selon le cas sur le front, la nuque, derrière les oreilles, sur les épaules, la poitrine, le ventre (massez la région du plexus solaire et de l'abdomen dans le sens des aiguilles d'une montre), les muscles ou les articulations en massant. Cette onction relaxante et équilibrante déstresse, soulage les irritations cutanées, les céphalées d'origine nerveuse, les troubles cardiaques, gastro-intestinaux, la sciatique et les problèmes musculaires ou articulaires.
Le massage des zones réflexes des pieds au moyen de cette préparation calme les nerfs en cas de stress, rééquilibre et détend harmonieusement.

Compresse

Versez 1-2 gouttes dans une cuiller à soupe de miel dans env. $^{1}/_{4}$ litre d'eau. Ce traitement soulage les troubles cutanés, cardiaques et gastro-intestinaux d'origine nerveuse.

Bain complet

Versez 4-6 gouttes dans 2-3 cuillers à soupe de miel, mélangez, puis mettez dans l'eau et remuez. Ce bain relaxant soulage les problèmes cutanés, musculaires ou articulaires d'origine nerveuse ainsi que les affections gynécologiques. Il favorise le retour au calme et permet un sommeil réparateur. Contre-indiqué en cas de fièvre.

Remarque

À très faibles doses, l'huile essentielle de valériane reconstitue, stimule et prévient l'épuisement. À plus fortes doses, elle a un effet sédatif, narcotique et antispasmodique. À très fortes doses, des symptômes paralytiques peuvent survenir ! Alors soyez très prudent ! En outre, l'huile essentielle de valériane doit s'employer avec parcimonie et sur une courte période, car un phénomène d'accoutumance est possible.

Signe zodiacal Vierge • **Astre** Mercure • **Élément** Terre • **Niveau vibratoire** Note de fond

Verveine citronnée

Nom latin	*Lippia citriodora, Aloysia citriodora*
Famille botanique	Verbénacées
Origine	Amérique du Sud, Chili, Europe, Asie, Afrique du Nord, Inde, Australie, Antilles, Réunion
Obtention	Distillation à la vapeur d'eau des feuilles et des tiges (500 kg de masse végétale →1 l d'huile essentielle)
Composants	Citral pour 30-40 %, caryophyllène, cinéole, géraniol, limonène, linalol, methylhepténone, nérol, terpinéol
Remarque	Bien qu'étroitement apparentée, la verveine citronnée ne doit pas être confondue avec la verveine officinale (*Verbena officinalis*)

Parfum Suave et doucereuse, évoquant le citron

Psyché

L'huile essentielle de verveine citronnée s'emploie en cas de troubles dépressifs, d'épuisement psychique, de neurasthénie ou d'insomnie. Elle stimule la capacité de concentration et les facultés intellectuelles, motive, constitue un facteur d'équilibre psychique et d'harmonie et aide à jouir du moment présent.

Indications

En raison de ses propriétés dermoprotectrices et régénérantes, l'huile essentielle de verveine citronnée est souvent utilisée en cosmétique. Elle est particulièrement recommandée en cas de peau grasse ou présentant des impuretés, d'acné, d'eczéma ou d'irritations. Son effet bénéfique sur le tissu conjonctif est très utile en cas de blessure sportive, de contusions, d'élongations ou d'hématomes. Elle possède en outre des propriétés anti-inflammatoires utiles en cas de troubles gastro-intestinaux ou de constipation ou pour faciliter la fonction rénale. L'huile essentielle de verveine citronnée est également indiquée en cas de vertiges ou de troubles cardiaques d'origine nerveuse. Enfin, elle facilite la délivrance et favorise la sécrétion lactée durant la période d'allaitement. Ses propriétés anticonvulsives en font un remède intéressant pour les personnes souffrant d'épilepsie.

Diffusion

Versez 3-4 gouttes dans un diffuseur d'arômes. Le parfum fin et citronné qui se dégage alors dissipe la tristesse et la mélancolie, donne énergie et joie de vivre, crée une atmosphère harmonieuse et sereine et stimule la créativité.

Massage

Versez 2-3 gouttes dans 4-5 cuillers à soupe de support gras (par ex. de l'huile d'arnica ou de millepertuis), mélangez et appliquez selon le cas sur le front, les tempes, la nuque, la poitrine, dans la région du cœur ou la région gastro-intestinale (massez la région du plexus solaire et de l'abdomen dans le sens des aiguilles d'une montre), sur les muscles, les articulations ou toute autre zone cutanée en massant. Cette onction est recommandée en cas de problèmes cutanés, d'acné, de comédons, d'eczéma, de troubles gastro-intestinaux, de coliques, de ballonnements, de palpitations ou de troubles cardiaques d'origine nerveuse, de vertiges, de crises psychiques, de contractures et crispations, de blessure sportive, de contusions, d'élongations ou d'hématomes. Elle stimule et revitalise le corps et l'esprit.
Le massage des zones réflexes des pieds au moyen de cette préparation stimule les forces énergétiques et créatrices et stabilise l'état général.

Compresse

Versez 2-5 gouttes dans une cuiller à soupe de miel, mélangez, puis mettez dans $^1/_4$ à $^1/_2$ l d'eau et remuez. Cette application antiseptique et tonifiante agit rapidement en cas d'acné, de comédons, de peau abîmée ou stressée ou autres problèmes cutanés. Analgésique et relaxante, elle est aussi recommandée en cas de ballonnements, d'embarras gastriques, de blessures sportives, de contusions, d'élongations, d'entorses, d'hématomes, de douleurs musculaires ou articulaires, de contractures, de troubles cardiaques d'origine nerveuse ou de palpitations. Dans ce dernier cas, placez la compresse sur la région du cœur; en cas de vertige, sur le front et dans la nuque.

Hygiène buccale

Pour l'hygiène buccale quotidienne, versez une goutte d'huile essentielle de verveine citronnée dans un demi-verre d'eau, remuez, puis rincez-vous la bouche et gargarisez-vous. Ce geste rafraîchit l'haleine et prévient la gingivite et les infections de la gorge.

Bain complet

Versez 6-8 gouttes dans 2-3 cuillers à soupe de miel, mélangez, puis mettez dans l'eau et remuez. Ce bain favorise le processus de guérison en cas d'affection cutanée ou de problèmes musculaires ou articulaires, prévient l'épuisement et l'affaiblissement nerveux et stabilise l'état général. Contre-indiqué en cas de fièvre.

Signe zodiacal Verseau • **Astre** Uranus • **Élément** Air, eau • **Niveau vibratoire** Note de tête

Verveine exotique

Nom latin *Litsea cubeba, Litsea citrata*
Famille botanique Lauracées
Origine Chine, Asie
Obtention Distillation des fruits à la vapeur d'eau
Composants Citral

Parfum De citron, fin et fleuri

Psyché

L'huile essentielle de verveine exotique s'emploie en cas de fatigue physique et psychique, de morosité ou de manque de concentration. Elle rafraîchit l'esprit, relève l'humeur, favorise la concentration, vivifie et stimule, apporte sérénité et assurance et aide à mettre de l'ordre dans ses idées.

Indications

L'huile essentielle de verveine exotique est utilisée en cosmétique en raison de ses propriétés astringentes et stimulantes. Elle convient aux peaux normales, comme aux peaux grasses ou abîmées. Elle est donc utile en cas d'acné, d'impuretés ou autres problèmes de ce type. Elle est en outre résolutive et désodorisante. Elle combat les troubles digestifs et les ballonnements, les troubles hépatiques, les douleurs musculaires ou articulaires, l'apathie et la faiblesse corporelle.

Diffusion

Versez 3-4 gouttes dans un diffuseur d'arômes. Le parfum frais et fin qui se dégage alors calme tout en stimulant, favorise l'inspiration et la concentration, rafraîchit l'esprit et crée une atmosphère détendue et gaie. En voiture, sur les longs parcours, elle stimule la vigilance (versez 2-3 gouttes sur un mouchoir).

Inhalation

Versez 1-2 gouttes dans une cuiller à soupe de miel, mélangez et remuez dans 1/4 à 1/2 l d'eau chaude. La vapeur antiseptique ainsi produite est recommandée en cas d'infection ou d'impuretés de la peau.

Générateur de vapeur

En raison de ses propriétés vivifiantes, l'huile essentielle de verveine exotique se prête très bien aux fumigations et bains de vapeur, notamment en ce qui concerne les peaux fatiguées ou épuisées.

Massage

Versez 2-3 gouttes dans 4-5 cuillers à soupe de support gras (par ex. de l'huile de jojoba ou de noix de macadamia), mélangez et appliquez sur la peau en massant. Cette onction vivifiante et douce est recommandée en cas de peau fatiguée ou flétrie, d'impuretés ou de rides. Elle détend et tonifie agréablement en cas de problèmes gastro-intestinaux (massez la région du plexus solaire et de l'abdomen dans le sens des aiguilles d'une montre), de douleurs musculaires ou articulaires ou d'épuisement corporel.

Le massage des zones réflexes des pieds au moyen de cette préparation dissipe la fatigue physique et l'épuisement mental et aide au retour de la joie, de l'harmonie et de la vigilance.

Compresse

Versez 2-3 gouttes dans une cuiller à soupe de miel, mélangez, puis mettez dans $^1/_4$ à $^1/_2$ l d'eau et remuez. Cette application rafraîchissante vivifie et stimule les peaux fatiguées ou stressées et désinfecte en cas d'impuretés.

Bain complet

Versez 3-6 gouttes dans 2-3 cuillers à soupe de miel, mélangez, puis mettez dans l'eau et remuez. Ce bain rafraîchissant vivifie et stimule en cas de stress ou de signes d'épuisement et procure sérénité et bien-être.

Ménage

Pour donner à votre linge un parfum fin et fleuri, versez 1-2 gouttes dans le dernier rinçage de la machine à laver.

Désinfection des locaux

Versez 3-4 gouttes dans une cuiller à soupe de savon liquide ou de produit d'entretien, mélangez, puis mettez dans l'eau de ménage et remuez, ou bien versez l'huile essentielle dans le sac de l'aspirateur. Le parfum rafraîchissant et antiseptique de la verveine exotique aide à la relaxation et rassérène.

Remarque

L'huile essentielle de verveine exotique ne doit pas être appliquée sur la peau juste avant l'exposition au soleil car elle peut induire une photosensibilisation (apparition de taches brunes).

Signe zodiacal Gémeaux • **Astre** Mercure • **Élément** Air • **Niveau vibratoire** Note de tête

Vétiver

Nom latin *Vetiveria zizanoides, Andropogon muraticus*

Famille botanique Graminées

Origine Indonésie, Malaisie, Réunion, Inde, Chine, Afrique, Amérique du Sud

Obtention Distillation à la vapeur d'eau des racines séchées (50 kg de racines →1 l d'huile essentielle)

Composants Principalement vétiverol

Parfum

Terreux et légèrement âpre, évoquant la mousse

Psyché

L'huile essentielle de vétiver s'emploie en cas d'énervement, de stress, d'agitation, de troubles du sommeil, de troubles dépressifs, de baisse de la libido, de frigidité, d'impuissance ou de dépression post-partum. Elle relève l'humeur, dispose à la tolérance et à l'indulgence, aide à accepter ses propres limites et à faire le distinguo entre rêve et réalité ; elle a un effet euphorisant et aphrodisiaque, éclaircit les idées et favorise le sens des réalités.

Indications

L'huile essentielle de vétiver est souvent utilisée en cosmétique pour les peaux sèches, desquamées, abîmées ou flétries. Elle régénère, vivifie et reconstitue. Du fait de sa teneur élevée en phytohormones, elle est indiquée en cas de troubles du comportement sexuel, après une opération ovarienne ainsi que pour remédier aux troubles menstruels ou liés à la ménopause.

Diffusion

Versez 3-4 gouttes dans un diffuseur d'arômes. Le parfum terreux qui se dégage alors, éloigne les insectes, fortifie le système nerveux, crée une atmosphère détendue et harmonieuse et stimule la libido.

Massage

Versez 1-2 gouttes dans 3-4 cuillers à soupe de support gras (par ex. de l'huile de jojoba ou de noix de macadamia), mélangez et appliquez selon le cas sur le ventre (massez la région du plexus solaire et de l'abdomen dans le sens des aiguilles d'une montre), le dos ou toute autre zone cutanée en massant. Cette onction tonifie la peau et stimule le système hormonal après les opérations gynécologiques ou en cas de troubles liés à la ménopause, de frigidité ou d'impuissance. Le massage des zones réflexes des pieds au moyen de cette préparation combat l'affaiblissement et stimule les forces corporelles.

Compresse

Versez 1-3 gouttes dans une cuiller à soupe de miel, mélangez, puis mettez dans $^{1}/_{4}$ l d'eau et remuez. Cette application régénérante est recommandée en cas de peau sèche ou nécessitant traitement, ou de déficit hormonal.

Bain complet

Versez 3-6 gouttes dans 2-3 cuillers à soupe de miel, mélangez, puis mettez dans l'eau et remuez. Ce bain tonifiant est recommandé durant les périodes d'épuisement ou en cas de symptômes de fatigue. Il stimule le système hormonal et revitalise le corps et l'esprit. Contre-indiqué en cas de fièvre !

Ménage

L'huile essentielle de vétiver est très efficace contre les mites. Il suffit d'imbiber de quelques gouttes un morceau de ouate et de le placer dans l'armoire à vêtements.

Remarque

L'huile essentielle de vétiver est réservée à l'usage externe !

Signe zodiacal Taureau• **Astre** Vénus • **Élément** Terre • **Niveau vibratoire** Note de fond

Ylang-Ylang

Nom latin *Cananga odorata* f. *genuina*
Famille botanique Anonacées
Origine Réunion, Madagascar, Philippines, Comores, Sumatra, Java, Mayotte, Tahiti
Obtention Distillation à la vapeur d'eau des fleurs fraîches (50-70 kg de fleurs →1 l d'huile essentielle)
Composants Linalol libre estérifié, safrol, eugénol, géraniol, pinène, sesquiterpènes, cardinène, benzoate de benzyle, acide formique, acide benzoïque, acide acétique, acide salicylique et acide valérique.

Parfum Sucré, fleuri et sensuel

Psyché

L'huile essentielle d'ylang-ylang s'emploie en cas d'agitation psychique, de déception, de doute, de colère, de manque d'assurance, de nervosité ou de troubles du sommeil. Elle relève l'humeur et incite à l'optimisme, stimule la libido, favorise la tolérance, la réconciliation et l'estime de soi, répand douceur, harmonie, sérénité et contentement, et redonne confiance.

Indications

L'huile essentielle d'ylang-ylang est souvent utilisée en cosmétique pour les peaux fatiguées ou nécessitant traitement. Elle favorise la régénération cellulaire, tonifie, détend et lisse la peau. Au XIXe siècle, elle était utilisée comme antiseptique contre les infections intestinales, la diarrhée, les ballonnements, les diverses fièvres, la malaria et les infections urinaires. En raison de son influence sur l'hypophyse, elle peut s'avérer utile en cas de problèmes ménopausiques, après une intervention gynécologique et pour combattre la frigidité ou l'impuissance. Très aphrodisiaque, elle contribue à l'harmonie du couple.

Diffusion

Versez 2-4 gouttes dans un diffuseur d'arômes. Le parfum sucré et suave qui se dégage alors, crée une atmosphère euphorisante, relaxante et aphrodisiaque, fait baisser la fréquence cardiaque et la tension artérielle et répand douceur et harmonie.

Générateur de vapeur

En raison de ses propriétés harmonisantes, l'huile essentielle d'ylang-ylang se prête très bien aux fumigations et aux bains de vapeur.

Massage

Versez 1-2 gouttes dans 4-5 cuillers à soupe de support gras (par ex. de l'huile de jojoba, d'amande douce ou de germe de blé), mélangez et appliquez sur la peau en massant. Cette onction relaxante convient parfaitement au massage du visage et de l'ensemble du corps. Elle comble le déficit hormonal en cas de frigidité, atténue les troubles liés à la ménopause et intensifie les relations amoureuses.
Le massage des zones réflexes des pieds au moyen de cette préparation réduit l'agitation et le stress, stimule harmonieusement les affects et augmente la vitalité.

Compresse

Versez 1-2 gouttes dans une cuiller à soupe de miel, mélangez, puis mettez dans $^{1}/_{4}$ l d'eau et remuez. Cette application régénérante active en douceur la peau irritée, stressée ou fatiguée.

Bain complet

Versez 3-6 gouttes dans 2-3 cuillers à soupe de miel, mélangez, puis mettez dans l'eau et remuez. Ce bain réparateur défait les contractures, remédie aux troubles psychiques dus au stress, stimule la sensualité et l'harmonie. Contre-indiqué en cas de fièvre.

Remarque

L'huile essentielle d'ylang-ylang est réservée à l'usage externe et est contre-indiquée chez l'enfant.

Signe zodiacal Taureau, scorpion • **Astre** Vénus • **Élément** Eau, un peu terre • **Niveau vibratoire** Note de cœur

Mise en garde

En raison de leur très forte concentration, il est vivement recommandé de ne jamais appliquer les huiles essentielles non diluées à même la peau, sauf dans de rares cas, comme, par exemple, la lavande et le cajeput sur les brûlures, ou la citronnelle et le géranium sur les piqûres d'insectes. Autrement, il est préférable de toujours les mélanger à un support gras adapté, généralement une huile végétale, afin d'éviter tout désagrément. En voici quelques-unes parmi les plus courantes.

Description des
Supports gras

Huile d'aloès

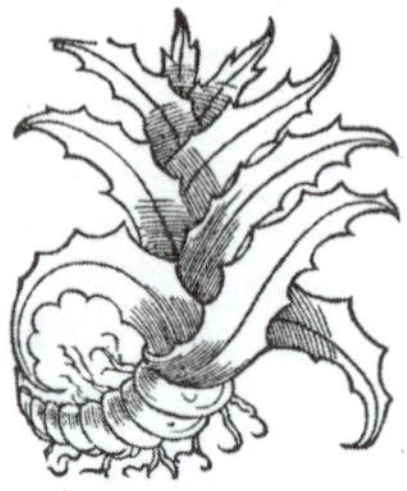

Nom latin *Aloe barbadensis*

Obtention Extraction des lipoïdes contenus dans la feuille de l'aloès par macération dans de l'huile de soja.

Acides gras Acide linoléique, acide oléique, acide palmitique, acide linolénique, acide stéarique

Indications

L'huile d'aloès est un produit parfaitement adapté aux soins du corps et du visage ainsi qu'aux massages, notamment pour les peaux sensibles. Ses propriétés apaisantes et adoucissantes préviennent les irritations cutanées. Elle hydrate et apaise la peau en douceur et s'avère utile après un bain de soleil ou une séance d'UV pour atténuer les rougeurs.

Huile d'amande douce

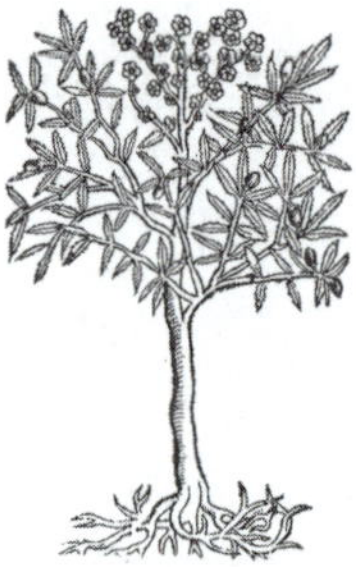

Nom latin *Amygdalus*

Obtention Par pressage ou raffinage

Acides gras Acide oléique, acide linoléique, acide palmitique, acide stéarique, acide linolénique, acide arachidique, acide gadoléique, acide de Ben

Indications

L'huile d'amande douce est utilisée dans les soins du visage et du corps depuis très longtemps. Elle aide à conserver une peau douce et souple, empêche le dessèchement, combat les rides et offre une protection optimale contre les agressions extérieures. Elle convient aussi aux nourrissons et aux enfants.

Remarque : Les amandes sont utilisées en cuisine pour la confection du massepain, dans les pâtisseries, les liqueurs et de nombreuses autres spécialités. L'huile, quant à elle, assaisonne agréablement les salades et les crudités relevées.

Huile d'arnica

Nom latin *Arnica montana*

Obtention Extraction des lipoïdes contenus dans la fleur d'arnica par macération dans de l'huile de soja.

Acides gras Acide linoléique, acide oléique, acide palmitique, acide α-stéarique, acide linolénique, acide stéarique

Indications

L'huile d'arnica est très réputée pour ses propriétés stimulantes et hyperémiantes. Les sportifs s'en servent couramment pour se masser les muscles et les articulations en cas de contractures ou de surmenage, ainsi que pour entretenir l'élasticité des divers tissus. Elle est aussi très utile en cas de blessures, d'ecchymoses, d'élongation, de courbatures, de raideurs musculaires ou de mauvaise irrigation des tissus. Un massage doux de la nuque, des épaules et du dos stimule l'irrigation de la peau et des muscles et favorise l'harmonie.

Huile d'avocat

Nom latin *Persea americana, P. grattissima*

Obtention Par pressage ou raffinage

Acides gras Acide oléique, acide palmitique, acide linoléique, acide stéarique, acide palmito-oléique, acide linolénique, acides gras saturés et insaturés

Indications

L'huile d'avocat est très réputée pour ses propriétés adoucissantes, apaisante et lissantes, notamment en cas de peau sèche et desquamée. Elle donne à la peau une sensation de bien-être extrêmement agréable, entretient sa souplesse et son élasticité et la protège contre le dessèchement.

Huile de calendula

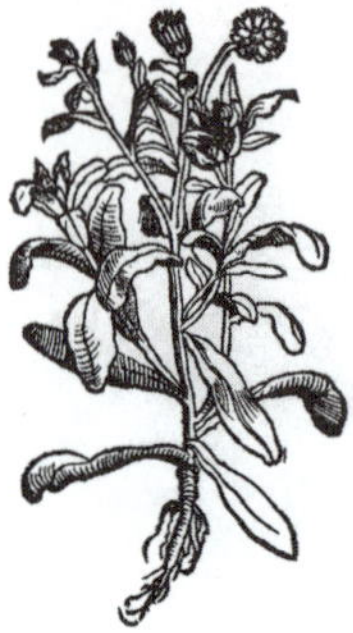

Nom latin *Calendula officinalis*

Obtention Extraction des lipoïdes contenus dans la fleur du souci des jardins par macération dans un mélange d'huile d'amande douce, d'huile soja et d'huile d'arachide.

Acides gras Acide oléique, acide linoléique, acide palmitique, acide stéarique, acide palmito-oléique

Indications

En raison de ses propriétés apaisantes, l'huile de calendula est parfaitement adaptée aux soins du visage et du corps ainsi qu'aux massages. Elle convient aux peaux sensibles ou irritées et soulage les jambes fatiguées et lourdes ayant tendance aux stases veineuses.

Huile de camomille

Nom latin *Matricaria chamomilla*

Obtention Extraction des lipoïdes contenus dans la fleur de camomille par macération dans de l'huile de soja.

Acides gras Acide linoléique, acide oléique, acide palmitique, acide α-linolénique, acide stéarique

Indications

Dans les soins du visage ou du corps, ainsi qu'en massage, l'huile de camomille constitue une excellente protection pour les peaux sensibles ou irritées, en raison de ses propriétés apaisantes et résolutives. Elle est particulièrement recommandée pour le nourrisson et le petit enfant.

Huile de cumin

Nom latin *Nigella sativa*

Obtention Par pressage

Acides gras Acide linoléique, acide oléique, acide palmitique, acide stéarique

Indications

L'huile de cumin est indiquée en cas d'irritation cutanée, de réaction allergique, de dessèchement cutané, de desquamations, d'impuretés, d'acné, de prurigo ou de psoriasis. Elle soigne la peau et la lisse tout en soulageant lésions et irritations.

Conseil

L'huile de cumin relève agréablement salades, légumes et pommes de terre. Elle régule le fonctionnement des intestins, exerce une influence positive sur les allergies et stimule le système immunitaire.

Huile de germe de blé

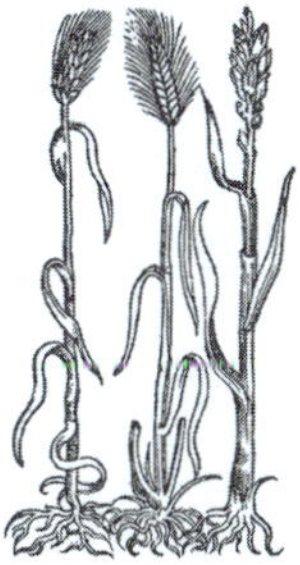

Nom latin *Triticum vulgare*

Obtention Par pressage ou raffinage

Acides gras Acide linoléique, acide oléique, acides gras insaturés, acide stéarique, acide palmito-oléique

Indications

Du fait de sa teneur élevée en vitamine E et de ses propriétés régénérantes et lissantes, l'huile de germe de blé constitue un excellent produit pour les soins du visage et du corps, ainsi que pour les massages, notamment en ce qui concerne les peaux abîmées, matures ou présentant des impuretés.

Remarque

L'huile de germe de blé obtenue par pressage est un aliment à haute valeur nutritionnelle, garant de santé. Elle peut s'utiliser en complément dans les céréales du matin, le fromage blanc, les salades, les crudités et certains plats.

Huile de jojoba

Nom latin *Cera simmondsiae liquida*

Obtention Par pressage ou raffinage. Il s'agit en fait d'une cire qui, brute, n'est exploitable qu'industriellement.

Acides gras Acide gadoléique, acide érucique, acide oléique, acide nervonique, acide palmitique, acide palmito-oléique, acide de Ben, autres acides gras

Indications

L'huile de jojoba, parfois appelée « or liquide », est un excellent produit pour les soins du visage et du corps ainsi que pour les massages. Été comme hiver, elle protège la peau contre les agressions extérieures, lui apporte souplesse et élasticité et régularise les fonctions cutanées. En raison de ses propriétés astringentes, elle combat en outre les rides, les vergetures et la cellulite.

Huile de millepertuis

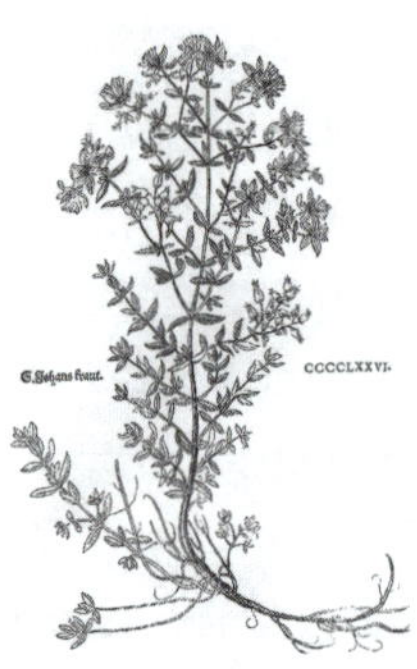

Nom latin *Hypericum*

Obtention Extraction des lipoïdes contenus dans la fleur du millepertuis par macération dans de l'huile d'olive

Acides gras Acide oléique, acide palmitique, acide linoléique, acide stéarique, acide palmito-oléique, acide linolénique, acide arachidique, acide gadoléique, acide de Ben, acide érucique

Indications

L'huile de millepertuis est très réputée pour les soins du visage et du corps ainsi que pour les massages. Elle a un effet apaisant et adoucissant en cas d'irritations cutanées, de coups de soleil, de tensions musculaires, d'irritation ou de dépression. Elle est également très utile en cas de surmenage ou de fatigue articulaire, de raideurs dans la nuque ou les épaules.

Harmonisante, elle calme l'agitation et la nervosité durant la grossesse et combat le surmenage généré par la vie quotidienne, le travail ou l'école.

Remarque

L'huile essentielle de millepertuis ne doit pas être appliquée juste avant l'exposition au soleil car elle peut induire une photosensibilisation (apparition de taches brunes).

Huile de noix de macadamia

Nom latin *Macadamia ternifolia*

Obtention Par pressage ou raffinage

Acides gras Acide oléique, acide palmito-oléique, acide palmitique, acide stéarique, acide linoléique, acide arachidique, acide gadoléique, acide de Ben, acide érucique, acide lignocérique, acide myristique, autres acides gras

Indications

L'huile de noix de macadamia convient particulièrement aux peaux fines et sensibles. Dans les soins du visage et du corps, ainsi qu'en massage, elle prévient le dessèchement, les irritations et les rides, apporte un grand sentiment de bien-être et régularise les fonctions cutanées.

Remarque

Originaire d'Australie, la noix de macadamia est aujourd'hui également cultivée en Afrique et s'utilise de plus en plus souvent en cuisine, notamment dans les gâteaux et les glaces. L'huile obtenue par pressage convient parfaitement à l'assaisonnement des salades, des crudités et de certains plats.

Huile de sésame

Nom latin *Sesamum indicum*

Obtention Par pressage ou raffinage

Acides gras Acide linoléique, acide oléique, acide palmitique, acide stéarique, acide α-linolénique, acide arachidique, acide érucique, acide gadoléique, acide de Ben

Indications

L'huile de sésame convient très bien aux soins du visage et du corps ainsi que pour les massages. Elle protège la peau des agressions extérieures, notamment des rayons ultraviolets, et prévient le dessèchement cutané.

Remarque

L'huile de sésame obtenue par pressage enrichit l'alimentation courante. Elle convient à l'assaisonnement des salades et des crudités, à la préparation des mayonnaises et peut entrer dans la composition de nombreux plats.

Huile de soja

Nom latin *Glycine soya*

Obtention Par pressage ou raffinage

Acides gras Acide linoléique, acide oléique, acide palmitique, acide α-linolénique, acide stéarique

Indications

En raison de ses nombreux composants dermoprotecteurs, l'huile de soja occupe une place de choix en cosmétique. Elle peut servir aussi bien aux soins du visage et du corps qu'aux massages.

Suggestion de complexes synergiques

• • • Les huiles essentielles peuvent s'employer séparément ou en complexes synergiques. Les combinaisons suivantes sont de simples suggestions et rien n'empêche l'utilisateur intéressé de s'essayer à ses propres mélanges.

Pour le bain

La température de l'eau et la durée du bain doivent être fonction de la tolérance de chacun. Pour les enfants jusqu'à 12 ans, le dosage indiqué ci-après doit être divisé par deux, voire plus s'il s'agit d'un jeune enfant. Les bains de siège et les bains pieds exigent également des doses plus faibles, c'est-à-dire proportionnelles à la quantité d'eau utilisée. Après le bain, un moment de repos est recommandé afin de ne pas contrarier l'effet du traitement par une reprise trop rapide de l'activité.

Activation sanguine

Versez 3 gouttes d'épinette, 2 gouttes de mélèze, 2 gouttes d'orange et 3 gouttes de romarin dans 2-3 cuillers à soupe de miel ou d'argile, mélangez et mettez dans l'eau en remuant.

Dermatite/problèmes cutanés

Versez 2 gouttes de camomille, 2 gouttes d'encens, 2 gouttes de géranium, 2 gouttes de rose et 2 gouttes de santal dans 2-3 cuillers à soupe de miel ou d'argile, mélangez et mettez dans l'eau en remuant.

Enfants

Versez 2-3 gouttes de camomille et 2 gouttes de rose dans 1-2 cuillers à soupe de miel, mélangez et mettez dans l'eau en remuant.

Ménopause

Versez 2 gouttes d'angélique, 2 gouttes de cardamome, 2 gouttes de vétiver et 3 gouttes d'ylang-ylang dans 2-3 cuillers à soupe de miel, mélangez et mettez dans l'eau en remuant.

Problèmes musculaires ou articulaires

Versez 3 gouttes de bois de rose, 2 gouttes de piment, 3 gouttes de pamplemousse et 3 gouttes de pin sylvestre dans 2-3 cuillers à soupe de miel, d'argile ou de vinaigre de fruit, mélangez et mettez dans l'eau en remuant.

Prurigo/psoriasis

Versez 3 gouttes de cajeput, 3 gouttes de géranium, 2 gouttes de rose et 3 gouttes de thuya dans 2-3 cuillers à soupe de miel ou d'argile, mélangez et mettez dans l'eau en remuant.

Refroidissements

Versez 5 gouttes de tea tree, 3 gouttes de cyprès, 3 gouttes de palmarosa et 3 gouttes de pin sylvestre dans 2-3 cuillers à soupe de miel, d'argile ou de vinaigre de fruit, mélangez et mettez dans l'eau en remuant.

Relaxation

Versez 2 gouttes de néroli, 2 gouttes d'orange sanguine, 3 gouttes de palmarosa et 3 gouttes de verveine citronnée dans 2-3 cuillers à soupe de miel ou d'argile, mélangez et mettez dans l'eau en remuant.

Système immunitaire déficient

Versez 4 gouttes de tea tree, 3 gouttes d'eucalyptus et 3 gouttes de thym ou de serpolet dans 2-3 cuillers à soupe de miel, mélangez et mettez dans l'eau en remuant.

Troubles urinaires

Versez 4 gouttes de carotte, 3 gouttes de camomille, 3 gouttes de genévrier et 4 gouttes de santal des Indes occidentales ou de bois de santal dans 2-3 cuillers à soupe de miel ou d'argile, mélangez et mettez dans l'eau en remuant.

Pour les compresses

Chaudes ou froides

Diluées dans l'eau, les huiles essentielles peuvent servir à faire des compresses ou des enveloppements. Elles soulagent les troubles locaux, améliorent les fonctions cutanées, combattent les inflammations et les spasmes et stimulent l'irrigation des tissus.

En cas d'inflammation aiguë avec échauffement, mieux vaut des compresses ou enveloppements froids, tandis les troubles circulatoires et les spasmes nécessitent au contraire des applications chaudes.

Acné

Versez 3 gouttes de tea tree, 2 gouttes de genévrier, 2 gouttes de lemongrass et 1 goutte d'origan dans une cuiller à soupe de miel ou d'argile, mélangez, puis mettez dans 1/4 à 1/2 l d'eau chaude et remuez. Trempez un linge dans l'eau, essorez et appliquez.

Hématomes

Versez 2 gouttes de géranium, 2 gouttes d'hysope, 2 gouttes de lavande et 2 gouttes de pamplemousse dans une cuiller à soupe de miel, d'argile ou de vinaigre de fruit, mélangez, puis mettez dans env. 1/2 l d'eau et remuez. Trempez un linge dans l'eau, essorez et appliquez. Dans les cas aigus, renouvelez régulièrement l'application.

Palpitations

Versez 1 goutte de cananga, 1 goutte de jatamansi, 2 gouttes de lavande et 2 gouttes de verveine citronnée dans une cuiller à soupe de miel, mélangez, puis mettez dans 1/4 à 1/2 l d'eau et remuez. Trempez un gant de toilette dans l'eau, essorez, appliquez sur la région du cœur et laissez agir un moment.

Spasmes

Versez, 2 gouttes de camomille, 1 goutte de coriandre, 2 gouttes de thym ou de serpolet et 1 goutte de valériane dans une cuiller à soupe de miel ou d'argile, mélangez, puis mettez dans de l'eau chaude et remuez. Trempez un linge dans l'eau, essorez, appliquez et laissez reposer. Renouvelez l'application autant de fois que nécessaire.

Troubles articulaires

Versez 2 gouttes de cajeput, 2 gouttes de lavande, 2 gouttes de myrrhe, 2 gouttes de pin sylvestre et 2 gouttes de romarin dans une cuiller à soupe de miel, mélangez, puis mettez dans env. 1/2 l d'eau et remuez. Trempez un linge dans l'eau, essorez et appliquez.

Troubles biliaires

Versez 2 gouttes d'armoise, 2 gouttes de cumin ou de carvi, 2 gouttes de menthe et 3 gouttes de valériane dans une cuiller à soupe de miel ou d'argile, mélangez, puis mettez dans env. 1/2 l d'eau chaude et remuez. Trempez un gant de toilette dans l'eau, essorez, appliquez sur l'épigastre, recouvrez d'une serviette de toilette sèche, posez éventuellement une bouillotte par-dessus et laissez agir 20-30 minutes.

Troubles gastro-intestinaux

Versez 2 gouttes de bay, 1 goutte de cannelle, 2 gouttes de fenouil, 2 gouttes d'hysope, 1 goutte de laurier et 1 goutte de niaouli dans une cuiller à soupe de miel ou d'argile, mélangez, puis mettez dans 1/2 l d'eau chaude et remuez. Trempez un linge dans l'eau, essorez, appliquez, recouvrez d'une serviette et laissez agir.

Pour la cuisine

Les huiles essentielles sont un enrichissement pour la cuisine. Elles affinent le goût des mets et des boissons tout en en soulignant discrètement l'arôme. En raison de leur très forte concentration, elles ne doivent toutefois être utilisées qu'à très faibles doses. Il est en outre conseillé de toujours les diluer dans de l'huile végétale, du miel ou de la crème avant de les intégrer.

Boissons/drinks	Cannelle, cardamome, cédrat, citron, giroflier, lemongrass, limette, mandarine, menthe, orange, orange sanguine, pamplemousse
Céréales et riz	Cannelle, cardamome, citron, coriandre, genévrier, gingembre, giroflier, laurier, lemongrass, mandarine, orange, origan, piment, poivre, serpolet, thym
Desserts	Cardamome, cédrat, citron, lemongrass, limette, mandarine, menthe, orange, orange sanguine, pamplemousse, piment, rose
Gâteaux/pâtisseries/pain	Cannelle, cardamome, carvi, citron, coriandre, cumin, fenouil, giroflier, mandarine, menthe, orange, orange sanguine, piment, poivre, rose
Légumes/pommes de terre	Aneth, basilic, cardamome, carvi, citron, coriandre, cumin, genévrier, gingembre, giroflier, laurier, marjolaine, origan, piment, poivre, serpolet, thym
Marinades	Aneth, basilic, citron, coriandre, genévrier, giroflier, laurier, lemongrass, mandarine, marjolaine, orange, origan, pamplemousse, piment, poivre, romarin, serpolet, thym
Poisson	Aneth, basilic, cédrat, citron, coriandre, genévrier, giroflier, laurier, lemongrass, limette, origan, piment, poivre, serpolet, thym

Salades/crudités	Aneth, basilic, carvi, citron, cumin, lemongrass, mandarine, orange, poivre
Salades de fruits/compotes	Bergamote, cédrat, citron, limette, mandarine, orange, orange sanguine, pamplemousse
Sauces	Aneth, basilic, carvi, cédrat, citron, coriandre, cumin, genévrier, gingembre, giroflier, laurier, lemongrass, limette, mandarine, marjolaine, orange, orange sanguine, origan, piment, poivre, romarin, serpolet, thym
Soupes	Basilic, carvi, cédrat, citron, coriandre, cumin, genévrier, giroflier, laurier, limette, marjolaine, piment, poivre, romarin, serpolet, thym
Thé	Bergamote, citron
Viande rouge/volaille	Aneth, basilic, bay, cardamome, carvi, citron, coriandre, cumin, genévrier, giroflier, laurier, lemongrass, mandarine, marjolaine, menthe, orange, origan, piment, poivre, romarin, serpolet, thym

Pour la diffusion

Lorsqu'elles agissent par voie olfactive, les huiles essentiellesw influent principalement sur la psyché et l'intellect, mais certaines sont également immunostimulantes et antiseptiques en cas d'infection, d'allergies ou de difficultés respiratoires. Si vous n'avez pas de diffuseur électrique ou de brûle-parfum, vous pouvez très bien verser quelques gouttes dans un saturateur d'eau, sur des fleurs en soie ou sur un morceau de tissu.

Angoisses	3 gouttes de bois de rose, 3 gouttes d'encens, 3 gouttes d'orange sanguine
Engourdissement	2 gouttes de camomille, 2 gouttes macis, 2 gouttes de pin sylvestre
Dépression	3 gouttes de bergamote, 2 gouttes de bois de rose, 2 gouttes de petit grain bigarade, 2 gouttes de verveine exotique
Épuisement	3 gouttes de cannelle, 3 gouttes d'eucalyptus, 3 gouttes d'origan
Chambre d'enfant	2 gouttes de camomille, 2 gouttes de mandarine, 1 goutte de rose
Concentration	2 gouttes de basilic, 4 gouttes de citron, 3 gouttes d'eucalyptus
Méditation	4 gouttes d'encens, 3 gouttes de myrrhe
Nervosité	3 gouttes de lavande, 2 gouttes de valériane, 2 gouttes de vétiver
Refroidissements	2 gouttes de bay, 3 gouttes d'orange sanguine, 2 gouttes d'ylang-ylang
Relaxation	5-10 gouttes de tea tree, 3 gouttes d'eucalyptus, 3 gouttes de pin sylvestre

Respiration/asthme	5 gouttes d'arolle, 3 gouttes d'épinette, 3 gouttes de thym ou de serpolet
Sommeil	3 gouttes de lavande, 3 gouttes d'orange sanguine, 3 gouttes d'ylang-ylang
Stimulation	3 gouttes d'eucalyptus, 3 gouttes de romarin, 4 gouttes de verveine exotique
Vermine/moustiques	4 gouttes de tea tree, 2 gouttes de géranium, 4 gouttes de giroflier

Pour les massages

Pour l'utilisation sous forme de massage, les huiles essentielles doivent être mélangées à un support gras, de préférence une huile végétale. En agissant sur l'irrigation des tissus par voie cutanée, elles influent positivement sur de nombreuses fonctions. Elles augmentent le bien-être physique et psychique et favorisent le processus de guérison en cas de problèmes de santé.

Apaisement

Versez 1 goutte de bois de santal, 1 goutte de cananga, 2 gouttes de néroli et 1 goutte de rose dans 2 cuillers à soupe d'huile de camomille et 2 cuillers à soupe d'huile de millepertuis (supports gras), mélangez et appliquez sur les membres, les épaules et le dos en massant.

Douleurs musculaires

Versez 2 gouttes de cajeput, 2 gouttes de cyprès et 2 gouttes de pamplemousse dans 2 cuillers à soupe d'huile d'arnica et 2 cuillers à soupe d'huile de sésame (supports gras), mélangez et appliquez sur les parties douloureuses en massant.

Cellulite

Versez 2 gouttes de bergamote, 1 goutte de bois de rose, 2 gouttes de cyprès et 1 goutte de genévrier dans 2-3 cuillers à soupe d'huile de jojoba et 1 cuiller à soupe d'huile germe de blé (supports gras), mélangez et appliquez sur la peau en massant.

Céphalées

Versez 1 goutte d'armoise, 1 goutte de néroli et 1 goutte de palmarosa dans une cuiller à soupe d'huile de millepertuis (support gras), mélangez et appliquez sur le front, la nuque, derrière les oreilles et sur les épaules en massant.

Colique

Versez 1 goutte d'angélique, 1 goutte de cardamome, 1 goutte de menthe et 1 goutte de thym ou de serpolet dans 2 cuillers à soupe d'huile de millepertuis et 2 cuillers à soupe d'huile de camomille (supports gras), mélangez et appliquez sur les parties douloureuses en massant (pour le ventre, massez dans sens des aiguilles d'une montre).

Hématomes

Versez 2 gouttes de lavande et 2 gouttes de pamplemousse dans 3-4 cuillers à soupe d'huile d'arnica (support gras), mélangez et faites pénétrer en massant délicatement.

Irrigation des tissus

Versez 1 goutte d'épinette, 1 goutte de mélèze et 1 goutte de romarin dans 2 cuillers à soupe d'huile d'arnica et 2 cuillers à soupe d'huile de calendula (supports gras), mélangez et appliquez sur les membres et le dos en massant.

Raideurs articulaires

Versez 1 goutte de pin des montagnes, 2 gouttes de myrrhe et 2 gouttes de gaulthérie dans 2 cuillers à soupe d'huile d'arnica et 2 cuillers à soupe d'huile de sésame (supports gras), mélangez et appliquez sur les articulations et le dos en massant.

Sensibilité cutanée

Versez 1 goutte de bois de santal, 1 goutte de camomille et 1 goutte de rose dans 2 cuillers à soupe d'aloès et une cuiller à soupe d'huile de camomille (supports gras), mélangez et appliquez sur la peau en massant. Pour les autres problèmes cutanés, reportez-vous au registre des indications (page 213).

Stimulation

Versez 1 goutte de camphre, 1 goutte de citron, 1 goutte d'orange et 1 goutte de romarin dans 2 cuillers à soupe d'huile d'avocat et 2 cuillers à soupe d'huile d'amande (supports gras), mélangez et appliquez sur les membres, les épaules et le dos en massant.

Table des indications

Indications physiologiques

Abcès *Accumulation de pus dans une cavité tissulaire complètement close*
Basilic, cajeput, camomille, eucalyptus, gaulthérie, genévrier, géranium, lavande, niaouli, origan, palmarosa, patchouli, romarin, sauge sclarée, serpolet, tea tree, thuya, thym

Acné Bay, bois de cèdre, bois de santal, cajeput, camomille, camphre, carotte, cédrat, encens, eucalyptus, genévrier, géranium, lavande, lemongrass, limette, menthe, myrrhe, myrte, néroli, niaouli, origan, palmarosa, patchouli, petit grain bigarade, romarin, santal des Indes occidentales, sauge sclarée, serpolet, tea tree, thym

Activité cardiaque
- difficile · Épinette, pin sylvestre
- avec respiration spasmodique et cyanose de la peau · Laurier

Affections de la vessie *Voir Troubles urinaires*

Affections ORL Arolle, basilic, baume de copaïba, bergamote, bois de santal, cajeput, camomille, citron, encens, eucalyptus, géranium, gingembre, giroflier, hysope, lavande, lemongrass, marjolaine, mélèze, mélisse, menthe, myrrhe, myrte, niaouli, origan, pamplemousse, pin des montagnes, pin sylvestre, poivre, romarin, rose, santal des Indes occidentales, sauge officinale, serpolet, tea tree, thym, verveine citronnée

Alopécie *Voir Cheveux*

Aménorrhée *Absence de règles chez une femme en âge d'en avoir*
Armoise, cannelle, cyprès, origan, sauge sclarée

Anémie Angélique, armoise, cannelle, carotte, cédrat, fenouil, gingembre, limette, orange sanguine, romarin, serpolet, thym

Anorexie mentale

Amaigrissement par peur de prendre du poids et dégoût des aliments
Gaulthérie, marjolaine, mélisse, serpolet, thym

Anosmie

Diminution ou perte de l'odorat
Basilic, camomille, romarin

Aphtes

Petites ulcérations de la muqueuse buccale, de forme arrondie
Cajeput, carotte, lavande, tea tree, rose

Artériosclérose

Perte d'élasticité et épaississement des parois artérielles
Voir Irrigation des tissus

Arthrite/arthrose

Affection aiguë ou chronique des articulations
Cyprès, épinette, genévrier, lavande, marjolaine, menthe, pin des montagnes, pin sylvestre, romarin, serpolet, thuya, thym

Articulations raides

Cajeput, cédrat, épinette, eucalyptus, gaulthérie, lavande, lemongrass, limette, myrrhe, niaouli, pin des montagnes, pin sylvestre, romarin, tea tree, verveine exotique
Voir aussi Arthrite/arthrose

Asthme/respiration

Anis, arolle, basilic, cajeput, camphre, cardamome, cyprès, épinette, eucalyptus, fenouil, hysope, laurier, marjolaine, mélèze, menthe, niaouli, origan, pin des montagnes, pin sylvestre, poivre, romarin, santal des Indes occidentales, serpolet, tea tree, thym

Ballonnements

Aneth, angélique, anis, armoise, basilic, camomille, cardamome, carvi, citron, baume de copaïba, coriandre, cumin, épinette, eucalyptus, fenouil, gingembre, giroflier, laurier, lavande, lemongrass, macis, mélisse, noix de muscade, orange sanguine, origan, piment, sauge officinale, serpolet, thym

Blessures

Voir Plaies

Boulimie

Gaulthérie

Bronchite

Aneth, anis, basilic, baume de copaïba, cajeput, encens, épinette, eucalyptus, fenouil, hysope, lavande, mélèze,

	menthe, myrte, niaouli, origan, pin des montagnes, pin sylvestre, poivre, romarin, serpolet, tea tree, thym *Voir aussi Toux*
Brûlures	Cajeput, camomille, carotte, eucalyptus, géranium, lavande, niaouli, patchouli, sauge sclarée, tea tree
Cellulite	*Inflammation douloureuse du tissu sous-cutané/ peau d'orange* Bergamote, bois de rose, carvi, cédrat, citron, cumin, cyprès, genévrier, géranium, lemongrass, limette, orange, orange sanguine, origan, pamplemousse
Céphalées	Armoise, basilic, baume de copaïba, cajeput, camomille, cardamome, citron, citronnelle, genévrier, géranium, lavande, mélisse, néroli, niaouli, noix de muscade, palmarosa, sauge sclarée, tea tree, valériane *Voir aussi Migraines*
Champignons	*Voir Muguet/candidose*
Cheveux	
• chute	· Bay, cèdre, lavande, romarin, tea tree
• problèmes	· Bay, camomille, cannelle, cèdre, genévrier, laurier, romarin, sauge officinale, sauge sclarée, tea tree, thuya
Cicatrices	Encens, genévrier, géranium, myrrhe
Cœur	*Voir aussi Activité cardiaque*
• circulation	· Anis, basilic, cananga, cannelle, jatamansi, lavande, macis, mélisse, menthe, néroli, orange, orange sanguin, romarin, rose, valériane, ylang-ylang
• flutter	· Carvi, cumin
• palpitations	· Cananga, jatamansi, lavande, néroli, poivre, valériane, verveine citronnée
• tachycardie	· Cananga, jatamansi, lavande, valériane
• douleurs	· Poivre

Colique	*Douleurs aiguës et spasmodiques dans l'abdomen* Aneth, angélique, anis, bergamote, camomille, camphre, cardamome, carotte, carvi, coriandre, cumin, fenouil, jatamansi, lavande, mélisse, menthe, orange, pin sylvestre, poivre, serpolet, thym, valériane, verveine citronnée *Voir aussi Spasmes*
Constipation	Carotte, citron, épinette, fenouil, lemongrass, pin sylvestre
Contusions	Lavande, menthe, pamplemousse, serpolet, thym, verveine citronnée
Contractions utérines	Giroflier, verveine citronnée
Coqueluche	Anis, basilic, cajeput, cyprès, lavande, niaouli, serpolet, thym
Coups de soleil	Cajeput, lavande, tea tree
Coupures	Cajeput, camomille, eucalyptus, géranium, hysope, lavande, marjolaine, niaouli, palmarosa, rose, sauge officinale, sauge sclarée, serpolet, tea tree, thym
Cystite	*Voir troubles urinaires/infections urinaires*
Dartres	Poivre
Démangeaisons	*Voir Dermatite/eczéma*
Dépression post-partum	Vétiver
Dermatite/eczéma	*Inflammation de la peau ou éruptions cutanées avec démangeaisons* Baume de copaïba, bois de santal, cajeput, camomille,
Désinfection	Cajeput, eucalyptus, géranium, giroflier, origan, romarin, rose, serpolet, tea tree, thym, verveine citronnée
Diabète	Armoise, eucalyptus, genévrier

Diarrhée — Camomille, cannelle, carotte, eucalyptus, gingembre, giroflier, lavande, laurier, lemongrass, marjolaine, origan, serpolet, tea tree, thuya, thym, valériane, verveine citronnée

Digestion — *Voir Troubles gastro-intestinaux*

Dorsalgies — Cajeput, camomille, cyprès, gaulthérie, genévrier, lavande, lemongrass, mandarine, mélèze, mélisse, néroli, petit grain bigarade, pin des montagnes, pin sylvestre, romarin, serpolet, tea tree, thym

Douleurs — Cajeput, lavande, mélisse, menthe, tea tree

Dorsalgies — Cajeput, camomille, cyprès, gaulthérie, genévrier, lavande, lemongrass, mandarine, mélèze, mélisse, néroli, petit grain bigarade, pin des montagnes, pin sylvestre, romarin, serpolet, tea tree, thym

Dysménorrhée — *Règles douloureuses*
Angélique, anis, camomille, carvi, cumin, cyprès, fenouil, mélisse

Dystonie végétative — *Mauvaise régulation du système neurovégétatif entraînant des dysfonctionnements organiques*
Jatamansi, lavande, orange, palmarosa, pin des montagnes, pin sylvestre, valériane

Éblouissements — Anis, camomille, fenouil, gingembre, rose

Eczéma — *Voir Dermatite*

Élongations — *Voir Meurtrissures*

Embonpoint — Fenouil

Engelures — *Voir gelures*

Engourdissement — Camomille, épinette, macis, noix de muscade, pin sylvestre

Entorses Camphre, laurier, lavande, pamplemousse, pin des montagnes

Épilepsie Armoise, jatamansi, lavande, verveine citronnée

Épuisement Basilic, bergamote, bois de rose, camphre, cannelle, citron, eucalyptus, gingembre, jatamansi, lavande, lemongrass, néroli, orange sanguine, origan, petit grain bigarade, pin des montagnes, pin sylvestre, poivre, sauge sclarée, serpolet, thym, verveine citronnée

Éraflures *Voir Coupures*

Éructations acides Valériane – *Voir aussi Ballonnements*

Escarres Cajeput, camomille, géranium, lavande, niaouli, patchouli, tea tree, carotte, cèdre, encens, genévrier, géranium, lavande, marjolaine, myrrhe, néroli, niaouli, orange, origan, poivre, rose, santal des Indes occidentales, sauge officinale, serpolet, tea tree, thym, verveine citronnée

Faiblesse Angélique, armoise, arolle, bay, bois de cèdre, bois de rose, cannelle, gingembre, giroflier, jatamansi, macis, marjolaine, mélisse, néroli, niaouli, noix de muscade, origan, pamplemousse, patchouli, piment, poivre, romarin, sauge officinale, serpolet, thym, thuya, verveine exotique, vétiver

Faim nauséeuse Valériane

Fièvre Basilic, bergamote, cajeput, camomille romaine, citron, citronnelle, coriandre, cyprès, eucalyptus, lemongrass, mélisse, niaouli, orange, palmarosa, poivre, romarin, tea tree, valériane, ylang-ylang

Fistule *Canal mettant anormalement en communication deux cavités ou surfaces corporelles*
Cajeput, lavande, niaouli, tea tree

Folliculite *Inflammation bactérienne des follicules pileux – Voir Abcès*

Frigidité	Bois de santal, cannelle, rose, sauge sclarée, vétiver, ylang-ylang
Furoncle	*Inflammation purulente et douloureuse d'un follicule pileux et de sa glande sébacée - Voir Abcès*
Gale	*Sarcoptose, affection cutanée contagieuse provoquée par le développement d'un parasite (*Sarcoptes scabiei*) dans l'épiderme* Cannelle, genévrier, géranium, laurier, lavande, origan, piment, serpolet, thym
Gastrite	*Inflammation de la muqueuse gastrique* *Voir Troubles gastro-intestinaux*
Gelures	Camomille, géranium, lavande, pin sylvestre, tea tree
Gencives	Camomille, citron, giroflier, marjolaine, myrrhe, niaouli, orange, rose, sauge officinale, tea tree
Goutte	*Douleurs térébrantes survenant par crises et dues à des dépôts de cristaux d'acide urique dans les tissus* Encens, eucalyptus, fenouil, gaulthérie, genévrier, lavande, niaouli, pin des montagnes, pin sylvestre, romarin, serpolet, thym
Grippe	*Voir Refroidissements*
Hématomes	Cyprès, géranium, hysope, lavande, menthe, pamplemousse, serpolet, thym, verveine citronnée
Hémorragies	Camphre, cannelle, cédrat, citron, encens, eucalyptus, géranium, gingembre, limette, macis
Hémorroïdes	Armoise, camomille, cèdre, genévrier, géranium, gingembre, macis, myrrhe, myrte, patchouli, poivre
Herpès labial ou génital	*Infection à poxvirus* Bergamote, cajeput, camomille, lavande, mélisse, niaouli, origan, romarin, rose, sauge officinale, serpolet, tea tree, thym

Hoquet	Aneth, basilic, bois de santal, fenouil
Hygroma	*Inflammation des bourses séreuses situées au niveau des articulations* Cajeput, eucalyptus, géranium, lavande, romarin, tea tree
Hyperventilation	*Accélération excessive du rythme respiratoire* Cananga
Impétigo	*Voir Purulence*
Impuissance	Basilic, bois de santal, cardamome, cannelle, gingembre, pin sylvestre, sauge sclarée, vétiver
Infections	*Voir Refroidissements*
Irrigation sanguine	Épinette, lemongrass, mélèze, orange, origan, pamplemousse, pin des montagnes, pin sylvestre, romarin
Leucorrhée	*Inflammation bactérienne du vagin avec écoulement* Cajeput, camomille, genévrier, lavande, niaouli, tea tree
Lichen	*Voir Dermatite*
Lumbago	*Voir Sciatique, Névralgie*
Luxation	*Voir Meurtrissures*
Lymphe	Carotte, citron, lemongrass, orange, pamplemousse
Mal des transports	Angélique, laurier, mélisse
Manque d'appétit	Aneth, angélique, anis, bay, bergamote, cardamome, cédrat, coriandre, fenouil, gingembre, hysope, limette, macis, mandarine, orange, orange sanguine, origan, piment, verveine citronnée
Mauvaise haleine	Bergamote, Camomille, menthe, myrrhe, noix de muscade, orange, rose, serpolet, tea tree, thym

Maux de dents	Cajeput, carvi, coriandre, cumin, giroflier, marjolaine, menthe, niaouli, rose, sauge officinale, sauge sclarée, tea tree
Ménopause	Angélique, basilic, camomille, cananga, cardamome, fenouil, jatamansi, lavande, mélisse, tea tree, valériane, vétiver, ylang-ylang
Métabolisme	Bay, pamplemousse, thuya, fenouil, romarin
Meurtrissures	Camphre, lavande, laurier, pamplemousse, pin des montagnes, serpolet, tea tree, thym, verveine citronnée
Migraines	Basilic, camomille, cananga, cardamome, citron, citronnelle, fenouil, jatamansi, lavande, lemongrass, marjolaine, mélisse, mélisse, menthe, origan – *Voir aussi Céphalées*
• avec éblouissements	· Gingembre
Morsures de serpent	Cannelle, lavande
Mucosités	Aneth, anis, bois de santal, épinette, fenouil, hysope, pin des montagnes, pin sylvestre
Muguet/candidose	Cajeput, genévrier, lavande, tea tree
Muqueuses buccales	Cajeput, camomille, giroflier, marjolaine, myrrhe, myrte, niaouli, orange, patchouli, sauge officinale, serpolet, tea tree, thym
Myalgies/Courbatures	Bois de rose, cajeput, camphre, citron, citronnelle, coriandre, cyprès, épinette, fenouil, gaulthérie, genévrier, jatamansi, laurier, mélisse, origan, palmarosa, pamplemousse, piment, pin des montagnes lemongrass, pin sylvestre, poivre, romarin, serpolet, tea tree, thym, valériane, verveine exotique
Nausées	Angélique, anis, cardamome, fenouil, jatamansi, laurier, mélisse, menthe, valériane
Névralgies	Angélique, cajeput, camomille, camphre, carvi, coriandre, cumin, eucalyptus, gaulthérie, giroflier, jatamansi, lavande,

	mélisse, menthe, niaouli, origan, palmarosa, sauge officinale, tea tree, thuya
Œdème	*Tuméfaction des tissus due à une accumulation de liquide* Basilic, bois de cèdre, camomille, cyprès, lavande, mandarine, néroli, orange, petit grain bigarade, romarin
Ongles	Citron, tea tree, thuya
Oreilles	*Voir Affections ORL*
Os	Élémi
Parasites	*Voir Vermine*
Paralysies	Angélique, anis, basilic, sauge officinale
• après une maladie infectieuse aiguë	· Valériane
Parodontose	*Détériorisation du parodonte* Cajeput, giroflier, menthe, myrrhe, myrte, niaouli, sauge sclarée, serpolet, tea tree, thym
Peau	
• vieillissement	· Bay, bergamote, carotte, cédrat, citron, cyprès, encens, genévrier, géranium, lavande, limette, mélisse, myrrhe, néroli, orange, pamplemousse, rose, verveine exotique, vétiver
• couperose	· Citron, cyprès, genévrier, néroli
• stimulation	· Armoise, cédrat, limette, orange sanguine, romarin, sauge officinale, verveine exotique
• sensible	· Baume de copaïba, bois de rose, bois de santal, camomille, jatamansi, lavande, mandarine, néroli, patchouli, rose, valériane, verveine citronnée
• élimination des toxines	· Cédrat, citron, cyprès, genévrier, lemongrass, limette, néroli, orange, pamplemousse, romarin, sauge officinale, sauge sclarée, thuya, verveine exotique
• inflammation	· Angélique, armoise, baume de copaïba, cajeput, camomille, carotte, carotte, citron, citronnelle, genévrier, géranium, giroflier, laurier, lavande, marjolaine, myrte, niaouli, origan,

	patchouli, piment, romarin, sauge officinale, tea tree
• grasse	· Bergamote, bois de cèdre, cédrat, citron, citronnelle, lemongrass, limette, pamplemousse, petit grain bigarade, rose, thuya, verveine exotique, verveine officinale, vétiver
• pores dilatés	· Citron, lemongrass, verveine exotique
• fatiguée	· Bergamote, bois de rose, camphre, cédrat, citron, citronnelle, encens, fenouil, géranium, lemongrass, limette, orange, orange sanguine, origan, romarin, verveine exotique
• nerfs à fleur de peau	· Camomille, jatamansi, lavande, valériane, verveine officinale
• entretien	· Bergamote, bois de rose, camomille, cananga, carotte, cédrat, géranium, lavande, limette, mandarine, néroli, orange, orange sanguine, pamplemousse, patchouli, rose, verveine citronnée, verveine exotique, ylang-ylang
• régénérantes	· Bergamote, cananga, carotte, citron, encens, géranium, limette, cédrat, mélisse, myrrhe, néroli, orange, orange sanguine, origan, pamplemousse, patchouli, verveine citronnée, verveine exotique, vétiver
• gercée	· Bois de santal, camomille, orange, palmarosa, patchouli, romarin, tea tree
• astringentes	· Bergamote, bois de rose, carotte, cédrat, citron, cyprès, fenouil, géranium, lavande, lemongrass, limette, orange, orange sanguine, pamplemousse, verveine exotique
• sèche	· Bois de rose, cananga, carotte, eucalyptus, géranium, néroli, orange, palmarosa, rose, santal des Indes occidentales
• impuretés	· Bergamote, bois de santal, cajeput, carotte, citron, citronnelle, cyprès, eucalyptus, giroflier, hysope, lemongrass, marjolaine, niaouli, origan, patchouli, romarin, sauge officinale, tea tree
Pédiculose	*Infestation par les poux – Voir Poux*
Pellicules	Bois de cèdre, cajeput, cananga, eucalyptus, niaouli, patchouli, romarin, sauge sclarée, serpolet, tea tree, thym, ylang-ylang
Percée dentaire	Camomille
• avec diarrhée	· Anis
Pertes blanches	*Voir Leucorrhée*

Piqûres d'insectes	Bois de cèdre, cajeput, cannelle, citronnelle, giroflier, lavande, menthe, niaouli, origan, romarin, tea tree
Plaies	Basilic, cajeput, camomille, carotte, cédrat, cyprès, élémi, eucalyptus, géranium, laurier, lavande, limette, myrrhe, myrte, niaouli, patchouli, santal des Indes occidentales, tea tree
Prostate	Gaulthérie, pin sylvestre, thuya
Psoriasis	Bois de cèdre, cajeput, citron, géranium, lavande, niaouli, rose, serpolet, tea tree, thuya, thym
Pouls	
• régulation dans les 2 sens	· Épinette, pin sylvestre
• lent	· Camphre
• rapide	· Lavande
Poux	Cannelle, genévrier, géranium, lavande, serpolet, tea tree, thym
Problèmes dus aux variations atmosphériques	*Voir Troubles circulatoires, Céphalées et Migraines*
Problèmes sexuels	Basilic, bois de cèdre, cananga, cardamome, gaulthérie, gingembre, giroflier, lavande, néroli, patchouli, rose, vétiver, ylang-ylang
Prurigo	Cajeput, géranium, lavande, niaouli, rose, tea tree
Rachitisme	Pin sylvestre
Refroidissement	Aneth, anis, arolle, basilic, baume de copaïba, bergamote, bois de cèdre, cajeput, camomille, cannelle, cardamome, cédrat, citron, citronnelle, cyprès, épinette, eucalyptus, fenouil, genévrier, géranium, gingembre, giroflier, lavande, lemongrass, limette, marjolaine, mélèze, mélisse, menthe, myrrhe, myrte, niaouli, origan, palmarosa, pamplemousse, pin des montagnes, poivre, romarin, rose, sauge officinale, sauge sclarée, serpolet, tea tree, thym, verveine citronnée

Rhumatismes	Angélique, bay, cajeput, camphre, cannelle, carotte, citron, citronnelle, coriandre, élémi, épinette, eucalyptus, gaulthérie, genévrier, géranium, gingembre, giroflier, laurier, lavande, lemongrass, macis, marjolaine, mélèze, mélisse, origan, piment, pin des montagnes, pin sylvestre, poivre, romarin, sauge officinale, serpolet, tea tree, thym, verveine exotique
Rhume	*Voir Affection ORL*
Rhume des foins	Arolle, cajeput, cyprès, épinette, eucalyptus, niaouli, tea tree
Saignements	Camphre, cannelle, cédrat, citron, encens, eucalyptus, géranium, gimgembre, limette, macis
Saignements de nez	*Voir Saignements*
Sciatique	*Inflammation douloureuse du nerf sciatique* Cajeput, gaulthéric, genévrier, lavande, mélisse, menthe, noix de muscade, poivre, thym, serpolet, valériane
Scorbut	*Avitaminose, manque de vitamine C, conséquences : hémorragies, chute de dents* Gingembre
Secousses	Armoise, valériane
Sécrétion lactée	Aneth, anis, basilic, carvi, cumin, fenouil, lemongrass, verveine citronnée
Sinusite	*Voir Affection ORL*
Spasmes	*Contractions soudaines et involontaires d'un muscle* Aneth, angélique, anis, camomille, camphre, cannelle, cardamome, citronnelle, coriandre, cyprès, épinette, fenouil, géranium, giroflier, jatamansi, lavande, mélisse, menthe, orange sanguine, origan, palmarosa, romarin, rose, santal des Indes occidentales, sauge sclarée, serpolet, thym, valériane – *Voir aussi Colique*

Suées Bois de rose, citronnelle, cyprès, rose, sauge officinale, thuya

Suppuration/impétigo Cajeput, camomille, carotte, élémi, tea tree – *Voir aussi Plaies*

Système immunitaire déficient Arolle, cajeput, eucalyptus, niaouli, serpolet, tea tree, thym

Talonnade *Douleur au talon*
Valériane

Tension artérielle
- hypertensives · Camphre, cardamome, romarin
- équilibrantes · Hysope
- hypotensive · Cananga, citron, marjolaine, néroli, palmarosa, sauge sclarée, ylang-ylang
- stabilisantes · Niaouli

Thyroïde Sauge

Toux Angélique, anis, arolle, bergamote, cajeput, cannelle, cardamome, cyprès, encens, eucalyptus, fenouil, genévrier, gingembre, hysope, myrrhe, myrte, origan, pin des montagnes, pin sylvestre, poivre, romarin serpolet, tea tree, thym

Toux du fumeur Angélique

Transpiration des pieds Citronnelle, lemongrass, pin sylvestre, romarin, sauge officinale, tea tree

Troubles biliaires Armoise, basilic, camomille, carotte, carvi, cédrat, cumin, fenouil, jatamansi, limette, menthe, pamplemousse, pin des montagnes, valériane – *Voir aussi Troubles gastro-intestinaux*

Troubles circulatoires Camphre, citron, cyprès, mélisse, néroli, romarin, rose
Voir aussi Cœur-circulation

Troubles gastro-intestinaux Aneth, angélique, anis, armoise, basilic, baume de copaïba, bay, bergamote, cajeput, camomille, cannelle, cardamome, carvi, cédrat, citronnelle, coriandre, cumin, encens, epinette, fenouil, géranium, gingembre, giroflier, hysope, jatamansi, laurier, lavande, lemongrass, limette, macis, mandarine, marjolaine, mélisse, menthe, myrrhe, néroli, niaouli, noix de muscade, orange, orange sanguine, origan, palmarosa, pamplemousse, petit grain bigarade, piment, pin sylvestre, poivre, rose, sauge officinale, sauge sclarée, serpolet, tea tree, thuya, thym, valériane, verveine citronnée, verveine exotique

Troubles gynécologiques Basilic, baume de copaïba, cajeput, camomille, myrte, niaouli, santal des Indes occidentales, tea tree, thuya

Troubles/infections urinaires Aneth, angélique, basilic, baume de copaïba, bois de santal, cajeput, camomille, carotte, cyprès, eucalyptus, genévrier, gingembre, lavande, myrte, niaouli, pin sylvestre, santal des Indes occidentales, serpolet, tea tree, thuya, thym

Troubles intestinaux *Voir Troubles gastro-intestinaux*

Troubles menstruels Anis, armoise, camomille, cannelle, cardamome, carvi, cumin, cyprès, fenouil, lavande, macis, myrrhe, myrte, néroli, sauge sclarée

Troubles pulmonaires Arolle, bois de cèdre, cajeput, camomille, cyprès, épinette, eucalyptus, fenouil, hysope, mélèze, myrte, niaouli, origan, pin sylvestre

Troubles rénaux Angélique, basilic, bois de cèdre, épinette, eucalyptus, fenouil, genévrier, géranium, lavande, orange, pin sylvestre
Voir aussi Troubles urinaires

Ulcérations *Voir Abcès*

Ulcère de la jambe Cajeput, carotte, tea tree

Utérus Camomille, encens, rose

Vaisseaux Citron, genévrier, romarin, rose

Varices	Bergamote, citron, cyprès, lemongrass
Ventre	*Voir Troubles gastro-intestinaux*
Vergetures	Bergamote, bois de rose, cédrat, citron, géranium, lemongrass, limette, orange, orange sanguine, pamplemousse, rose
Vermine	Bergamote, bois de cèdre, cajeput, cannelle, carvi, cumin, genévrier, géranium, giroflier, lavande, origan, serpolet, tea tree, thym – *Voir aussi Poux*
Vers	Carvi, cumin, serpolet, thym
Vertiges	Anis, armoise, arolle, camphre, carvi, cumin, épinette, jatamansi, laurier, mélisse, menthe, noix de muscade, pin sylvestre, verveine citronnée
Vomissements	Laurier – *Voir aussi Nausées*
• lait caillé	· Valériane
• ininterrompus	· Basilic
• avec hoquets	· Aneth
• durant la grossesse	· Aneth, mélisse
• avec boulimie	· Gaulthérie
Zona	*Infection à poxvirus (Herpes zoster) des terminaisons nerveuses* Cajeput, coriandre, géranium, lavande, mélisse, niaouli, origan, romarin, rose, sauge officinale, serpolet, tea tree, thym

Indications psychiques

Abattement	Cédrat, épinette, jatamansi, limette, mandarine, mélisse, orange, orange sanguine, valériane, verveine exotique
Activation	Cajeput, camphre, cédrat, citron, citronnelle, eucalyptus, gingembre, lemongrass, limette, macis, menthe, niaouli, orange, pamplemousse, piment, poivre, romarin, sauge officinale, sauge sclarée, verveine exotique
Adaptation	Anis, bois de santal
Agitation	Aneth, baume de copaïba, camomille, encens, genévrier, jatamansi, lavande, macis, marjolaine, mélisse, myrrhe, orange sanguine, tea tree, thuya, vétiver
Agoraphobie	Noix de muscade
Agressivité	Bois de santal, cananga, coriandre, lavande, santal des Indes occidentales
Angoisses	Angélique, anis, bergamote, bois de cèdre, bois de rose, camphre, cananga, cardamome, cyprès, encens, fenouil, géranium, jatamansi, mandarine, marjolaine, mélisse, néroli, niaouli, orange, orange sanguin, patchouli, pin des montagnes, rose, santal des Indes occidentales, sauge sclarée, valériane
Apaisement	Camomille, cananga, jatamansi, mandarine, néroli, rose
Apathie	*Voir Activation*
Assurance (manque d')	Cyprès, épinette, mélèze, myrte, pin des montagnes, patchouli, pin sylvestre
Blocages	Cannelle, giroflier, palmarosa, romarin
Caprices	Aneth, camomille, serpolet, thym
Choc	Poivre

Colère	Camomille, mélisse, jatamansi, ylang-ylang
Concentration	Armoise, basilic, cédrat, citron, citronnelle, coriandre, eucalyptus, lemongrass, limette, menthe, petit grain bigarade, verveine citronnée, verveine exotique
Confiance en soi	Angélique, arolle, bergamote, bois de cèdre, bois de rose, cajeput, cannelle, cardamome, carotte, carvi, cumin, épinette, gingembre, laurier, lavande, mélèze, niaouli, pamplemousse, poivre, serpolet, thym
Confiance en soi (manque de)	Bergamote, bois de cèdre, cardamome, épinette, épinette, laurier, mélèze, myrrhe, pin des montagnes, pin sylvestre
Conflit	Cannelle, giroflier
Constance	Arolle, géranium
Courage (manque de)	Bois de cèdre, cannelle, épinette, mélèze, pin des montagnes, pin sylvestre
Créativité	Cannelle, coriandre, lemongrass, noix de muscade, piment, sauge sclarée, verveine citronnée
Crises de larmes	Camomille, fenouil, noix de muscade, orange sanguine, sauge officinale, sauge sclarée, thuya
Cyclothymie	Bay, bergamote, orange sanguine, myrte, palmarosa, rose, valériane
Déception	Cananga, rose, ylang-ylang
Dépression	Anis, basilic, bergamote, bois de cèdre, bois de rose, camphre, cananga, carvi, cumin, gaulthérie, géranium, hysope, lemongrass, macis, marjolaine, néroli, orange, orange sanguine, palmarosa, patchouli, petit grain bigarade, rose, santal des Indes occidentales, serpolet, thym, verveine exotiques, verveine officinale, vétiver, ylang-ylang

Désarroi	Bergamote, mélèze
Diplomatie	Anis, basilic
Énervement	Bois de rose, bois de santal, jatamansi, lavande, valériane
Endurance	Arolle, bois de cèdre, géranium, mélèze, pin des montagnes, pin sylvestre
Épuisement	Angélique, arolle, basilique, bay, bois de rose, cajeput, camphre, cardamome, citron, citronnelle, coriandre, épinette, eucalyptus, géranium, jatamansi, lemongrass, mandarine, myrrhe, niaouli, orange, origan, pamplemousse, patchouli, piment, poivre, romarin, rose, serpolet, tea tree, thuya, thym, valériane, verveine exotique, vétiver
Estomac noué	Épinette, pin sylvestre
Étouffement à l'endormissement (sensation d')	Valériane
Excitation	Aneth, armoise, carvi, cumin, genévrier, jatamansi, pin sylvestre, lavande, néroli, valériane, vétiver
Fragilité psychologique	Pamplemousse, cajeput, baume de copaïba, géranium, gingembre, cardamome, coriandre, cumin, carvi, lavande, marjolaine, mandarine, mélisse, sauge sclarée, jatamansi, néroli, orange, palmarosa, petit grain bigarade, thuya, vétiver, ylang-ylang
Hallucinations	Valériane
Harmonisation	Aneth, armoise, basilic, baume de copaïba, bay, bois de santal, camomille, cananga, carotte, carvi, cédrat, citronnelle, cumin, épinette, eucalyptus, fenouil, giroflier, lavande, limette, mandarine, néroli, niaouli, orange, orange sanguine, palmarosa, pamplemousse, pin sylvestre, rose,

	santal des Indes occidentales, thuya, verveine citronnée
Hystérie	Gingembre
Imagination	Citron, pin des montagnes
Impressionnabilité	Mélisse, petit grain bigarade, poivre
Irritations	Aneth, baume de copaïba, camomille, carotte, citronnelle, hysope, jatamansi, mélisse, mandarine, orange, orange sanguine, serpolet, thuya, thym, verveine exotique
Indifférence	Citron, piment
Indolence	Coriandre
Inhibitions	Camomille, camphre, néroli, vétiver
Inspiration	Basilic, coriandre, gimgembre, mandarine, santal des Indes occidentales, sauge sclarée, verveine exotique
Intelligence	Basilic, mélèze
Irritabilité	Bois de santal, cananga, cannelle, cédrat, coriandre, limette, patchouli
Jalousie	Bois de santal, rose
Libido exacerbée	Aneth, encens, gaulthérie
Méditation	Élémi, encens, myrrhe, myrte, patchouli
Mémoire	Armoise, basilic, eucalyptus, noix de muscade
Négativité	Giroflier, marjolaine, mélèze, myrrhe, orange sanguine, rose, serpolet, thym

Nervosité	Angélique, bois de rose, camomille, cananga, carotte, cèdre, jatamansi, lavande, mandarine, marjolaine, néroli, orange sanguine, petit grain bigarade, valériane, vétiver
Neurasthénie	Bay, camphre, cardamome, cèdre, coriandre, Hysope, jatamansi, lavande, marjolaine, mélisse, néroli, orange rose, piment, pin des montagnes, verveine citronnée
Odeurs (hypersensibilité aux)	Macis
Oppression (sensation d'-)	Camphre
Parasomnie	Armoise
Purification	Camomille, épinette, hysope, rose, sauge officinale, serpolet, thym
Psychorigidité	Cannelle, citronnelle, giroflier, lemongrass, palmarosa, romarin
Rafraîchissement	Citron, citronnelle, lemongrass, orange, verveine exotique
Réchauffement	Cannelle, néroli, patchouli, poivre, rose
Relaxation	Bay, camomille, cananga, carotte, épinette, géranium, giroflier, jatamansi, lavande, menthe, myrrhe, myrte, néroli, orange, origan, palmarosa, patchouli, petit grain bigarade, pin des montagnes, pin sylvestre, santal des Indes occidentales, sauge sclarée, ylang-ylang, verveine exotique
Rêves	
• angoissés, angoissants	· Camomille
• délirants	· Thym, serpolet
• cauchemars	· Anis, camomille, épinette, mélisse, rose
Revitalisation	Angélique, néroli

Résistance	Arolle, bay, cyprès, mélèze, pin des montagnes, pin sylvestre
Rire nerveux	Noix de muscade
Sécurité (sentiment de)	Camomille, cannelle, fenouil, patchouli, rose
Sédation	Aneth, bay, bois de rose, bois de santal, camomille, cananga, élémi, épinette, jatamansi, lavande, mandarine, néroli, origan, palmarosa, pin sylvestre, rose, thuya, valériane, vétiver
Sérénité	Bergamote, cédrat, eucalyptus, limette, mandarine, mélèze, orange sanguine, orange sauge sclarée, palmarosa, pamplemousse, verveine exotique
Solitude	Anis, cannelle
Sommeil	
• difficultés d'endormissement	· Marjolaine, néroli, orange sanguine
• insomnie	· Anis, basilic, camphre, cananga, jatamansi, lavande, mélisse, orange, pin sylvestre, rose, sauge officinale, thuya, valériane, verveine citronnée, vétiver
• troubles du -	· Ylang-ylang
• hypersomnie	· Noix de muscade
• entrecoupé	· Armoise, baume de copaïba, vétiver
• agité	· Camomille
Stimulation	Arolle, coriandre, poivre, sauge sclarée
Stimulation sexuelle	Bay, cananga, cardamome, carvi, cédrat, coriandre, cumin, gingembre, giroflier, limette, marjolaine, néroli, patchouli, poivre, rose, santal des Indes occidentales, vétiver, ylang-ylang
Stress	Basilic, bergamote, camomille, cananga, carda-

	mome, carotte, carvi, cumin, élémi, épinette, jatamansi, lavande, mandarine, marjolaine, mélisse, néroli, orange, orange sanguine, palmarosa, pamplemousse, petit grain bigarade, sauge sclarée, thuya, valériane, vétiver, ylang-ylang
Sueurs	Sauge officinale, thuya
Sueurs froides	Camphre
Surmenage	Basilic, bay, bois de rose, cardamome, carvi, cumin, jatamansi, marjolaine, pamplemousse, vétiver
Syncopes (tendances aux)	Camphre, laurier, macis, menthe, noix de muscade
Tension psychique	Anis, bois de rose, cannelle, citronnelle, épinette, mandarine, marjolaine, orange, pin sylvestre, rose, sauge sclarée, ylang-ylang
Tolérance	Anis, cédrat, limette, vétiver, ylang-ylang
Tremblements	Macis, thuya
Tristesse	Mandarine, mélisse, petit grain bigarade, poivre, verveine citronnée

Quelques ouvrages sur l'aromathérapie

- *L'Aromathérapie exactement. Encyclopédie de l'utilisation thérapeutique des huiles essentielles*, P. Franchome, P. Pénoël, Ed. Roger Jollois, 2001
- *Aromathérapie*, Dr J. Valnet, 11e édition, Ed. Vigot, 2001
- *Les huiles essentielles*, M. Werner, Ed. Vigot, 2002
- *Aromathérapie pour l'esthéticienne*, V.A. Worwood, Ed. Vigot, 2002

Index

index

a

Abattement 34, 70, 89, 196, 246

Abcès 27, 34, 55, 100, 116, 161, 230

Acariens 25, 26

Acné 40, 58, 92, 102, 159, 188, 220, 230

Acuité visuelle .95

Acupuncture (points d'-) 8

Adaptabilité 24, 246

Adaptation (difficulté d'-) 50

Affect 180

Affection gynécologique 26, 28, 83, 110, 139, 143, 181, 197

Agitation . . .23, 55, 66, 85, 87, 115, 124, 132, 137, 141, 159, 170, 179, 190, 204, 206, 215, 246

Agitation intérieure 26, 100, 110

Agoraphobie 146, 246

Agressions extérieures 214

Agressivité 50, 60, 80, 124, 182, 246

Aigreurs .30, 64, 196

Air 16

Allaitement 68

Allergies 110, 161

Aloe barbadensis 210

Aloès (huile d'-) 210

Alopécie 23, 46, 117, 113, 176, 191, 230

Aloysia citriodora 198

Amaigrissement 190, 231

Amande douce (huile d'-) 210

Amygdalite 26, 32, 75, 134, 138, 143, 173, 193

Amyris balsamifera 102

Analgésique 35, 56, 59, 80, 102, 115, 139

Anémie 30, 70, 176, 230

Aneth 20

Anethum graveolens 20

Angelica archangelica 22

Angélique 22

Angine 33, 46, 73, 136, 137

Angoisses 24, 42, 45, 49, 50, 58, 60, 82, 87, 102, 124, 127, 131, 141, 143, 161, 182, 137, 196, 224, 246

Aniba roseaodora 48

Anis (graines d'-) 25

Anis étoilé 24

Anis vert 24

Anorexie 231

Anthemis nobilis 55

Anthémis noble .57

Antibactérien 163

Antihelminthique 115

Anti-inflammatoire .22, 20, 26, 35, 37,41, 53,56, 86, 100, 105, 106, 109, 115, 119, 126, 129, 131, 138, 139, 155, 157, 167, 171, 181, 185, 194, 198

Antiseptique 26, 34, 38, 40, 45, 52, 55, 62, 64, 70, 75, 78, 87, 92, 96, 104, 107, 108, 113, 123, 126, 133, 134, 137, 139, 143, 146, 151, 157, 165, 167, 170, 174, 184, 187, 193, 199, 201, 206

Antiseptique aérien 32, 89, 87, 119, 137, 167, 170, 184, 187

Antispasmodique 11, 20, 22, 30, 31, 38, 56, 59, 64, 68, 69, 74, 78, 81, 82, 89, 92, 93, 95, 99, 102, 105, 115, 120, 123, 130, 131, 134, 135, 139, 141, 147, 158, 168, 170, 171, 176, 197

Antisudoral 77, 184, 188

Apaisement 196, 226, 246

Apathie 32, 73, 77, 92, 104, 119, 135, 143, 165, 176, 201, 246

Apéritif 20

Aphrodisiaque 15, 46, 60, 62, 80, 142, 161, 173, 179, 204, 206

Aphtes 26, 66, 181, 231

Apoplexies 184

Appareil dentaire ... 26, 28, 38, 54, 137, 144

Appareil génital
- affections génitales 90
- affections gynécologiques 28, 110, 139, 181, 197, 244

Appareil uro-génital 34, 105, 182
- troubles uro-génitaux 52, 37

Appétit (manque d') 42, 108, 154, 165

Arbre à thé 26

Argile 7

Armoise 30

Arnica (huile d'-) 211

Arolle 32

Artemisia vulgaris 30

Artériosclérose 231

Arthrite 100, 176, 231

Articulations 159, 214
- problèmes articulaires 33, 75, 83, 96, 130, 135, 140, 146, 154, 168, 171, 174, 185, 194, 197, 200, 218
- raideurs articulaires 10, 98, 101, 112, 165, 227

Arythmie 89, 170

Assainissant 22, 72, 170

Assurance 246

Asthme. .24, 32, 58, 82, 83, 91, 104, 108, 112, 126, 129, 143, 154, 167, 170, 177, 193, 196, 225, 231

Astringent 48, 66, 67, 70, 102, 119, 149, 201, 214, 240

Astrologie 13

Attention 74, 120, 134

Avocat (huile d'-) 211

b

Bain (durée du -) 8

Bain de pieds 8

Bain relaxant 218

Bains 7, 8, 218

Balance 14

Ballonnements 24, 34, 37, 56, 73, 74, 89, 92, 95, 104, 112, 119, 122, 134, 146, 165, 170, 173, 174, 187, 188, 196, 199, 201, 206, 231

Basilic 34

Baume de copaïba 37

Bay 40

Bélier 13

Bergamote 42

Blessures sportives 199

Bois de cèdre 45

Bois de rose 48

Bois de santal 50

Boissons 222

Boswellia carterii 87

Boswellia thurifera 87

Boulimie 98, 231

Boysen, Gerda 9

Bronchite 38, 46, 52, 53, 54, 56, 73, 82, 83, 87, 92, 95, 96, 109, 112, 116, 126, 127, 129, 137, 139, 143, 144, 154,167, 170, 187, 193, 231

Brûlures .26, 52, 53, 102, 115, 117, 161, 208, 232

C

Cajeput .... .52
Calculs rénaux .... .95, 102
Calendula (huile de -) .... .112
Camomille .... .55
Camomille (huile de -) .... .212
Camomille allemande .... .57
Camomille romaine .... .57
Camphre .... .58
Cananga .... .60
Cananga odorata f. *genuina* .... .175
Cananga odorata f. *macrophylla* .... .60
Canarium luzonicum .... .85
Cancer .... .13
Cannelle .... .62
Capricorne .... .14
Cardamome .... .64
Cardialgies .... .173
Carminatif
Carotte .... .66
Carum carvi .... .68
Carvi .... .68
Cataracte 104
Catarrhe .... .34, 87, 194
Cauchemars .... .24, 550 89, 131, 250
Cédrat .... .70
Cedrus atlantica .... .45
Cellulite .... .226, 232
Céphalée frontale .... .232
Céphalée occipitale .... .232
Céphalées .... .25, 27, 30, 37, 38, 56, 65, 68, 74, 75, 80, 92, 100, 115, 116, 123, 131, 134, 135, 136, 141, 142, 146, 147, 157, 164, 174, 177, 179, 187, 188, 196, 197, 226, 232
Céréales .... .222
Chamaelum nobilis .... .55
Chambre d'enfant .... .56, 124, 224
Champignons .... .26, 232
Cheveux (soins capilaires) .... .46, 53, 57, 73, 75, 94, 113, 117, 161, 208, 232
- cheveux gras .... .73
Choc .... .131, 163, 246
Cicatrices .... .87, 100, 102, 138, 232
Cinnamomum camphora .... .58
Cinnamomum cassia .... .62
Circulation lymphatique .66, 73, 120, 149, 159
Circulation sanguine .... .25, 177, 232
- troubles circulatoires ...... .33, 63, 83, 134, 154, 185, 220, 243
Citron .... .73
Citronnelle .... .77
Citrus aurantifolia .... .70
Citrus aurantium bergamia .... .42
Citrus aurantium bigaradia .... .141, 163
Citrus aurantium dulcis .... .149
Citrus limon .... .73
Citrus medica .... .70
Citrus nobilis .... .124
Citrus paradisii .... .159
Citrus reticulata .... .124
Citrus sinensis « Moro » .... .152
Cœur .... .232

- Activité cardiaque difficile . . .89, 170, 230
- troubles cardiaques 890, 112, 132, 142, 174, 177, 179, 180, 196, 197, 198, 199

Colère 55, 131, 110, 206, 247

Colique 10, 11, 14, 21, 22, 24, 56, 59, 68, 74, 75, 80, 92, 100, 115, 116, 123, 131, 134, 135, 154, 155, 158, 173, 193, 199, 226, 233

Collapsus (tendance au -) 58

Comédons 74, 158, 162, 164, 199

Commiphora myrrha 137

Complexes synergiques 217

Comportement dépressif 108, 247

Comportement sexuel *(voir libido exacerbée, problèmes sexuels et stimulation sexuelle)* 187, 204

Compote 223

Compresse 5, 10, 220

Concentration 247

Confiance en soi 32, 42, 45, 46, 48, 49, 52, 63, 64, 65, 66, 67, 68, 83, 89, 90, 104, 112, 134, 139, 141, 143, 149, 152, 167, 170, 173, 174, 190, 193, 246

Conflits 62, 141, 247

Conflits intérieurs 106, 190

Congestion nasale *(voir aff. ORL)* 247

Conjonctivite 56, 173, 179

Constance 32, 102, 247

Constipation .34, 66, 89, 95, 119, 170, 198, 233

Constitution dépressive 247

Contractions douloureuses *(voir spasmes)* 56, 242

Contractures 89, 53, 57, 65, 78, 80, 81, 90, 99, 101, 105, 106, 111, 113, 116, 123, 127, 130, 135, 140, 158, 163, 165, 168, 183, 195, 199, 207, 211

Contrariétés 115, 163

Contusions 135, 160, 194, 199, 233

Copaifera reticulata 239

Coqueluche . .34, 82, 83, 95, 115, 143, 193, 233

Coriandre 80

Coriandrum sativum 80

Coup de soleil 27, 115, 214, 233

Couperose .73, 74, 82, 83, 100, 101, 141, 142, 239

Coupures . .27, 99, 126, 144, 158, 159, 160, 233

Courage 22, 42, 45, 62, 82, 89, 90, 95, 129, 146, 152, 167, 173, 193, 247

Courbatures .27, 99, 126, 144, 158, 159, 160, 238

Créativité 62,73,77, 146, 179, 187, 198

Crème 7

Crises de larmes 95, 152, 187, 247

Crispations 21, 50, 107, 112, 113, 125, 127, 133, 140, 154, 199

Croûtes de lait .27

Crudités 223

Cuisine 222

Cumin 68

Cumin (huile de -) 213

Cuminum cyminum 68

Cupressus sempervirens 82

Cyclothymie . .42, 56, 139, 152, 157, 196, 247

Cymbopogon citratus 119

Cymbopogon flexuosus 119

Cymbopogon martinii 157

Cyprès 82

Cystite 22, 26, 34, 54, 116, 144, 170, 233

d

Daucus carota .66

Déception 60, 206, 247

Décrépitude 154

Dédoublement de la personnalité 190

Défiance 193

Défenses immunitaires 9, 10 11, 35, 38, 41, 90, 93, 94, 183

Délabrement des forces 154

Délivrance 34, 106, 188, 198

Démangeaisons 43, 53, 75, 77, 78, 94, 103, 115, 144, 162, 178, 194, 233

Maux de dents .52, 68, 80, 106, 126, 127, 137, 146, 184, 187, 238

Dentier 28, 38, 54, 138, 144

Dépression 9, 24, 42, 45, 46, 49, 58, 60, 61, 70, 102, 115, 119, 122, 124, 141, 149, 150, 157, 161, 163, 180, 182, 193, 204, 214, 233, 247

Dépression post-partum 204, 233

Dépuratif 100

Dermatite .218, 233

Dermatose 115

Dermoprotection 43, 70, 187, 198, 216

Désarroi 42, 248

Désinfection des locaux 233

Desquamations .233

Dessert 54, 92, 161, 213

Détermination 52, 89, 173

Diarrhée . . .24, 50, 58, 62, 66, 73, 96, 104, 106, 115, 119, 134, 146, 190, 194, 196, 206, 234, 240

Diarrhée liée à la percée dentaire 24

Dicke, Elisabeth .9

Difficultés respiratoires 83, 104, 112, 173, 177, 224

Diffusion 8, 224

Digestif 20, 22, 24, 25, 37, 40, 64, 65, 68, 69, 71, 74, 81, 83, 89, 93, 105, 108, 119, 120, 124, 131, 134, 142, 146, 149, 163, 170, 187, 188, 201

Digitopression 8

Diplomatie .34, 248

Diurèse 24, 176

Diurétique 20, 64, 70, 100, 115

Dorsalgies 56, 100, 194, 234, 34

Douleurs articulaires . . .23, 26, 52, 71, 78, 81, 82, 90, 93, 99, 101, 103, 116, 122, 127, 129, 133, 143, 147, 160, 167, 165, 158, 197, 199, 202

Douleurs gastriques 190

Douleurs musculaires 23, 27, 52, 71, 78, 81, 85, 90, 93, 99, 101, 102, 103, 116, 122, 133, 139, 143, 147, 157, 160, 165, 173, 176, 199, 201, 226

Douleurs ophtalmiques 104

Douleurs rhumatismales 108, 112, 132

Drainage lymphatique 10

Drinks 222

e

Eau 66

Éblouissements 24, 104, 234, 238

Ecchymoses 108, 211

Écorchures 27, 56

Eczéma .26, 28, 29, 37, 45, 46, 50, 51, 52, 87, 101, 102, 108, 109, 115, 126, 139, 161, 162,164, 180, 182, 184, 187, 188, 193, 194, 195, 198, 199, 233, 234

Égoïsme 50, 182
Égratignures 56, 116
Éléments 16
Élémi 85
Elettaria cardamomum 64
Embarras gastrique 173, 179, 182, 199
Embonpoint 234
Emménagogue 115
Émulsifiant 7
Enfants 29, 55, 56, 61, 97, 128, 150, 180, 210, 218
Encens 87
Endormissement 25, 126, 141, 152, 163, 248, 251
Endurance 32, 45, 170, 248
Énergie créatrice 182
Énervement 117, 248
Engelures 56, 74, 83, 234
Engourdissement 25, 55, 89, 122, 123, 146, 147, 170, 224, 234
Enrouement 26, 33, 50, 104
Enthousiasme 165
Enveloppement des mollets 11
Enveloppements 11, 220
Entreprendre (envie d'-) 42, 48, 73, 77, 119, 165, 173
Épilepsie 30, 110, 115, 186, 199, 235
Épinette 89
Épuisement 224, 235, 248
Épuisement psychique 32, 73, 134, 137, 143, 145, 154, 170, 191, 196, 198
Épuisement nerveux 40
Épaules (*raideurs*) 168, 215
Équilibrant 40, 55, 60, 100, 110, 126, 143, 157, 164, 179, 182, 190, 197
Équilibre psychique 22, 32, 45, 88, 100, 107, 153, 164, 190, 198
Éraflures 27, 108, 158, 180, 194, 235
Éructations 235
Éruptions cutanées 26, 45, 233
Érythème fessier 27
Escarres 27, 235
Espoir 40, 45, 104, 139, 141
Estime de soi 60, 113, 162, 206
Estomac
- crampes gastriques 34, 62, 89, 170
- douleurs gastriques 190
- fonction gastrique 62, 152, 154
- Infections gastriques 20
- troubles gastriques 123, 163
- ulcère gastrique 102, 104
Estomac noué 89, 170
Étouffement (sensation d'-) 196, 248
Eucalyptus 92
Eucalyptus globulus 92
Eugenia caryophyllata 106
Euphorisant 16, 204, 206
Excitation 20, 30, 110, 115, 248
Excitation cardio-vasculaire 24
Excitation psychique 68, 81
Expectorations matinales 104
Expression à froid 7

f

Facultés intellectuelles 35, 73, 80, 93, 102, 103, 108, 120, 170, 176, 198

Faiblesse 235

Faiblesse oculaire 95

Faim nauséeuse 196, 35

Fatigue .70, 71, 73, 75, 78, 94, 103, 104, 120, 131, 135, 159, 165, 178, 185, 193, 201, 202, 205, 214

Fatigue au réveil 193

Fébrifuge .53, 73, 92

Fenouil 95

Feu 16

Fièvre 11, 42, 112, 119, 149, 157, 196

Fistule anale 115, 235

Fleur de muscade 122

Flexibilité .24, 34, 73

Flore intestinale 157

Flores macidis 122

Fluidifiant 20, 21, 24, 28, 33, 35, 38, 53, 83, 92, 93, 95, 96, 105, 131, 138, 140, 143, 155, 157, 170, 182

Fluidifiant sanguin 183

Flutter 68, 232

Foeniculum vulgare 95

Folliculite 27, 35

Foie

- troubles hépatiques . .30, 66, 68, 70, 73, 112, 122, 176, 179, 244

Force créatrice .15

Force de caractère 82

Fortifiant 17, 22, 36, 40, 45, 63, 90, 113, 130, 170

Fractures 85

Fragilité psychologique 108, 152

Frayeur 30

Fréquence cardiaque 206

Fréquence vibratoire 13

Frigidité 62, 179, 187, 204, 206, 235

Frissons 122, 190

Frustration 98

Furoncle . . .27, 34, 56, 100, 116, 143, 193, 36

g

Galactogène *(sécrétion lactée)* 20, 24, 34, 68, 95, 120, 198

Gastrite 98, 194, 236

Gâteau 222

Gaultheria procumbens 98

Gaulthérie 98

Gaz 62, 68

Gelures 27, 116, 176, 236

Gémeaux 13

Gencives 28, 57, 236

- saignements gingivaux 26

Genévrier 100

Géranium 102

Germe de blé (huile de -) 213

Germicide 73, 154, 176

Gillessen, Brigitte 9

Gingembre 104

Gingivite 28, 57, 75, 107, 127, 133, 138, 144, 149, 200

Giroflier 106

Glandes sébacées 157

Glycémie 30

Goutte 74, 87, 95, 100, 126, 176, 194, 236

Grippe 20, 26, 28, 32, 40, 41, 45, 53, 56, 62, 73, 77, 80, 82, 83, 95, 108, 112, 119, 131, 134, 135, 136, 145, 170, 185, 194, 236

Grossesse 9, 20, 31, 36, 47, 51, 59, 69, 84, 101, 107, 109, 123, 127, 131, 138, 147, 156, 178, 180, 186, 189, 192, 195, 215, 245

h

Haleine 28, 35, 43, 75, 133, 136, 144, 146, 151, 153, 174, 181, 188, 200, 235

Hallucinations 196, 248

Hara 9

Harmonisant 8, 14, 17, 20, 40, 42, 48, 60, 82, 89, 99, 110, 111, 124, 126, 137, 143, 145

Hâte 110

Hématomes 236

Hématopoïétique 22, 30, 62, 66, 74, 176, 184, 194

Hémorragies 87, 236

Hémorragies génitales 102

Hémorroïdes . .82, 83, 102, 103, 104, 161, 236

Herpès 26, 45, 56, 195, 236

Herpès labial 131, 236

Hoquet 20, 34, 50, 95, 122, 236, 245

Hydratation .95, 157

Hygiène buccale 137, 200

Hyperactivité 20, 37, 85, 87

Hyperémotivité 88, 99, 179

Hyperréactivité 20, 31, 48, 55, 69, 87, 98, 100, 110, 141, 164, 197

Hypersensibilité 37, 55

Hypersensibilité olfactive 122

Hypersomnie 146, 251

Hypertensif 243

Hypertension 8, 60, 141, 157

Hyperventilation 60, 237

Hypophyse .60, 206

Hypotensif 243

Hysope 108

Hyssopus officinalis 108

Hystérie 58, 141, 249

i

Idées fixes 190

Identification (problèmes d'-) 190

Identité (crise d'-) 139

Illicium verum 24

Imagination 62, 70, 80, 50, 146, 187, 249

Immunostimulant 43, 82, 93, 188, 224

Impatience 55

Impressionnabilité 173, 249

Impuissance . .34, 35, 58, 60, 131, 170, 190, 251

Impulsivité 87

Impuretés

Indécision 45, 82

Indifférence 73, 165, 249

Indolence 80, 249

Inhalation 8

Insatisfaction 124

Insectes 102, 126, 204

Insomnie . . .28, 34, 58, 60, 131, 170, 190, 251

Inspiration 104, 124, 187, 201

Instabilité psychique 42, 48, 64, 89, 95, 139, 143, 167

Intelligence 15, 34, 249

Intervention gynécologique 61, 206

Intestins

- fonction intestinale 62,213
- troubles intestinaux 30, 82, 123, 139, 144, 244

Irrigation des tissus 9, 33, 84, 147, 150, 152, 167, 174, 178, 211, 220, 226, 227

Irritabilité 89, 108, 184, 193, 249

Irritation psychique 67

Irritation vésicalee 98

j

Jalousie 50, 249

Jambes lourdes 84

Jatamansi 110

Joie de vivre 150, 199

Jojoba (huile de -) 214

Juniperis communis 100

Juniperus virginiana 45

Jupiter 15

k

Kyste ovarien 92

l

Lait 7

Larix decidua .129

Larmoiements .190

Laryngite 27, 32, 38, 53, 56, 116, 132, 167, 170, 193

Laurier 112

Laurus nobilis 112

Lavande 115

Lavandula angustifolia 115

Lavandula fragrans 115

Lavandula hybrida 115

Lavandula officinalis 115

Lavandula vera 115

Légumes 122

Lemongrass .119

Leucorrhées .237

Libido 50, 60, 64, 65, 68, 69, 70, 98, 106, 126, 141, 161, 162, 182, 204, 206, 249

Lichen 16, 102, 237

Liens conjugaux 61

Ligaments 159

Limette 70

Lion 14

Lippia citriodora 198

Litsea citrata 210

Litsea cubeba 210

Lombalgie 51

Lune 15

m

Macis 122

Mal de mer 140

Mal des transports 22, 112, 237

Mandarine 124

Marinades 222

Marjolaine 126

Mars 15

Massage biodynamique 9

Massage des zones réflexes 9

Massage du tissu conjonctif 9

Massage shiatsu 10

Massage suédois 10

Massages 8, 226

Matricaire 57

Matricaria chamomilla 55

Matricaria discoidea 55

Matricaria recutita 55

Maux de gorge28, 37, 50, 54, 96, 108, 168, 181

Médecine vétérinaire 112

Méditation 15, 85, 87, 137, 139, 224

Melaleuca alternifolia 26

Melaleuca leucadendron 52

Melaleuca quinquenervia cineolifera 143

Mélancolie 34, 131, 199

Mélèze 129

Melissa officinalis 131

Mélisse 131

Mémoire 34, 146

Ménage 29, 33, 47, 72, 1021, 202

Ménopause (troubles ménopausiques) . . .22, 34, 35, 56, 60, 61, 64, 96, 131, 195, 204, 205, 217, 218, 238

Menstruations (troubles menstruels) . .30, 31, 60, 62, 63, 64, 65, 68, 82, 95, 110, 131, 138, 180, 204, 244

Mentha arvensis 134

Mentha piperita 134

Mentha spicata 134

Menthe 134

Menthe poivrée .136

Mercure 15

Métabolisme 95, 176, 191, 238

Meurtrissures .238

Miction 173

Miel 7

Migraines 24, 74, 75, 104, 110, 11, 115, 126, 134, 163, 164, 167, 179, 196, 238

Millepertuis (huile de -) 214

Mites 47, 117, 205

Morsures de serpent 65, 115, 238

Motivation 198

Moustiques 225

Mucosités 21, 26, 46, 51, 74, 108, 109, 126, 127, 129, 139, 144, 154, 238

Muqueuses 37

Muqueuses buccales . . .26, 28, 126, 140, 144

Muscles (problèmes musculaires) 37, 75, 96, 117, 130, 135, 140, 146, 154, 168, 171, 174, 185, 194, 197, 200, 218

- raideurs musculaires 10, 211

Mycose 27

Myristica fragrans 122, 246

Myrrhe 137

Myrte 139

Myrtus communis 139

n

Nard de l'Himalaya .110
Nardostachys jatamansi .110
Nausées .22, 50, 64, 95, 112, 115, 123, 147, 179, 238
Néphrite .98, 170
Neptune .16
Nerfs cardiaques .115
Néroli .141
Nervosité .26, 35, 45, 66, 67, 85, 116, 126, 131, 142, 152, 180, 181, 206, 215, 224, 250
Neurasthénie .64, 80, 109, 165, 198, 250
Neurotonique .35, 171
Névralgies .27, 68, 81, 130, 135, 146, 154, 157, 167, 185, 188, 190, 238
Névralgies faciales .80, 98, 184, 188
Niaouli .143
Nodules sur les doigts .112
Noix de macadamia (huile de -) .215
Noix de muscade 146
Note de cœur .17
Note de fond .17
Note de tête .17
Nourrisson (soins du -) .180
Nuques (raideurs) .168, 214

o

Ocimum basilicum .34
Odorat .7
Œdèmes .46, 56, 83, 100, 116, 239
Oliban .87
Opération ovarienne .204
Oppression (sensation d'-) .250
Oppression respiratoire .90, 171
Optimisme .24, 64, 98, 103, 119, 124, 127, 141, 152, 167, 173, 206
Orange .149
Orange sanguine .152
Organes digestifs .134
Organes respiratoires .24
Origan .154
Origanum majorana .126
Origanum vulgarc .154
Ormensis mixta .57
Ormensis multicaulis .57
Ostéoporose .95
Otalgies .27, 52, 115, 139
Otite .56, 73
Oxygène (manque d'-) .32, 112

p

Pain .69
Pain dépices .107
Pâleur .58
Palmarosa .157
Palpitations .60, 110, 141, 173, 180, 196, 199, 232
Pamplemousse .159
Pancréasiques (troubles) .74
Paralysie .22, 25, 35, 184, 196, 239
– symptôme paralytique .23, 35, 197

Parasites externes 29, 46, 54, 154, 166
Parasites intestinaux 68, 92, 143, 193
Paresse 53
Parodontose 26, 144, 239
Passivité 176
Patchouli 161
Patchouli cablin 161
Pâtisseries 222
Peau ...27, 154, 162, 164, 193, 200, 230, 239
- irritation cutanée ...37, 45, 110, 111, 116, 207, 212
- lésions cutanées 38, 46, 51, 57, 71, 86, 102, 109, 115, 117, 132, 158, 213
- peaux à problèmes ...137, 163, 187, 180
Peines de cœur 179
Pelargonium capitatum 102
Pelargonium fragrans 102
Pelargonium graveolens 102
Pelargonium odorantissimum 102
Pelargonium roseum 102
Pellicules 26, 28, 46, 52, 53, 73, 75, 92, 94, 144, 161, 162, 176, 178, 190, 194, 240
Percée dentaire douloureuse 240
Pertes blanches 240
Petit enfant 218, 214
Petit grain bigarade 167
Pharynx 37, 56, 92, 107, 144
- infection pharyngée 52, 133, 139, 143,155, 188
- pharyngite 26, 32, 38, 75, 96, 134, 138, 143, 170, 173, 193
Phytohormones
Picea glauca 89
Picea mariana 89
Piment 165
Pimenta acris 40
Pimenta officinalis 165
Pimpinella anisum 24
Pin des montagnes 167
Pin sylvestre 170
Pinus cembra 32
Pinus mugo 167
Pinus pumilio 167
Pinus sylvestris 170
Piper nigrum 173
Piqûres d'insecte 28, 35, 45, 53, 78, 103, 115, 132, 136, 194, 208, 241
Plaies 26, 29, 45, 66, 70, 71, 86, 87, 88, 109, 112, 114, 127, 143, 144, 145, 162, 241
Pleurésie 108
Pluton 16
Pogostemon patchouli 161
Poisson 222
Poisson (signe zodiacal) 14
Poivre 173
Pommes de terre 222
Pouls 58, 241
Pouls faible 241
Pousse capillaire 41, 144
Poux 25, 26, 29, 115, 154, 155, 241
Précipitation 74
Pressions 110
Prostate
- irritation prostatique 98
- prostatite 170

Prurigo 27, 213, 219, 241

Psoriasis .26, 27, 28, 45, 46,7 4, 102, 213, 219, 241

Psychose 100

Puces 25, 26, 145, 155

r

Rachitisme 241

Rate (troubmles splémiques) 66, 179

Reconstituant 65, 122, 193

Refroidissement . .22, 32, 82, 96, 97, 104, 105, 126, 131, 138, 145, 157, 158, 194, 219, 224, 241

Régénérant . .28, 40, 42, 43, 49, 54, 60, 87, 103, 125, 155, 161, 162, 179, 198, 205, 207, 213, 240

Régénération cellulaire 206

Régénération cutanée 150, 158

Reins

- fonction rénale 198
- infection rénale 143
- troubles rénaux . . .25, 101, 149, 171, 244

Relaxant . . .23, 30, 31, 33, 36, 38, 41, 48, 54, 60, 61, 81, 85, 94, 98, 107, 125, 133, 140, 150, 153,1 57, 158, 168, 172, 173, 179, 188, 197, 199, 206, 207

Relaxation 203, 219, 250

Réplétion 89, 170, 173

Répulsif 35, 102, 107, 117, 204

Résistance 53, 122, 171, 250

Résolutif 23, 127, 138

Respiration 33, 62, 82, 93, 113, 167, 172, 224, 231

Rêves 62, 180, 231, 50

Rêves délirants .250

Revitalisant 66, 67, 75, 122, 137, 149, 152, 155, 158, 163, 191

Rhinite 38, 56, 73

Rhumatismes 10, 22, 23, 26, 33, 54, 58, 59, 74, 80, 81, 82, 89, 92, 96, 98, 99, 100, 101, 102, 109, 113, 126, 135, 138, 143, 144, 146, 154, 155, 165, 167, 170, 173, 176, 177, 185, 190, 194, 242

Rhumatismes musculaires . . .22, 58, 190, 193

Rhume 21, 26, 27, 52, 53, 71, 74, 77, 87, 88, 92, 96, 116, 119, 126, 127, 129, 132, 134, 135, 143, 168, 170, 177, 188, 194, 242

Rhume de cerveau 34, 87

Rhume des foins 27, 242

Rides 48, 49, 73, 83, 102, 149, 150, 152, 159, 160, 163, 180, 202, 210, 214, 215

Rire spasmodique 146

Riz 222

Romarin 176

Rosa centifolia 179

Rosa damascena 179

Rosa gallica 179

Rose 179

Rosmarinus officinalis 176

Rougeurs 37, 52, 210

s

Sagittaire 14

Saignements 10, 71, 242

- saignements de nez 58, 62, 74, 102, 122, 242
- saignements gingivaux 26

Salade 223

Salade de fruits 223

Salvia officinalis 184
Salvia sclarea 187
Sanglots 146
Santal des Indes occidentales 182
Santalum album 50
Saturne 15
Sauces 223
Sauge officinale 184
Sauge sclarée .187
Sauna 33
Sciatique 99, 135, 147, 194, 197, 242
Scorbut 104, 242
Scorpion 14
Sédatif .32, 52, 197
Serpolet 193
Sésame (huile de -) 216
Signes du zodiaque 13
Sinus
- infection des sinus 37
- sinusite .26, 32, 34, 38, 48, 52, 82, 92, 126, 129, 132, 134, 143, 167, 168, 187, 193, 242
Soja (huile de -) 216
Soleil 15
- soleil (bain de-) 210
Solitude 15, 24, 62, 251
Sommeil . .30, 34, 37, 56, 61, 55, 110, 115, 116, 140, 163, 180, 184, 196, 197, 204, 206, 225, 251
Sommeil entrecoupé 30, 37, 251
Somnolence 122
Souci des jardins 212
Soucis 115, 132, 163
Soupes 223
Spasmes 23, 24, 25, 30, 38, 48, 58, 62, 63, 65, 71, 77, 78, 80, 81, 90, 110, 111, 112, 113, 124, 126, 127, 128, 135, 155, 157, 171, 173, 177, 182, 193, 196, 220, 242
Sportifs 96, 160, 211
Stase lymphatique 119
Stimulant 43, 48, 58, 59, 73, 74, 77, 78, 82, 84, 87, 93, 102, 120, 124, 125, 128, 130, 150, 177, 178, 188, 191, 201, 211, 224
Stomachique 22, 31, 68, 80, 106
Stress 9, 35, 36, 41, 42, 43, 66, 67, 68, 69, 73, 77, 78, 82, 85, 95, 110, 111, 116, 117, 15, 126, 131, 132, 136, 138, 141, 142, 150, 152, 153, 157, 158, 159, 160, 164, 190, 191, 194, 196, 197, 199, 202, 204, 207, 251
Suées 82, 184, 242
Sueurs froides 58, 252
Supports gras 209
Suppuration .85, 242
Surmenage nerveux 57, 68, 111, 125, 138
Surmenage psychique 66, 159, 163, 252
Surmenage sportif 99, 159
Syncopes (tendance aux -) 58, 112, 122, 134, 146, 252
Système cardio-vasculaire 62, 152
- troubles cardio-vasculaires 8, 131
Système hormonal 95, 187, 205
Système immunitaire 9, 27, 32, 33, 46, 52, 115, 120, 127, 144, 213, 219, 243
Système nerveux 20, 25, 30, 35, 37, 41, 49, 50, 60, 62, 64, 107, 108, 110, 112, 118, 122, 143, 159, 184, 187, 204
Système neurovégétatif 9, 95, 99, 104, 110, 111, 170

Systo-entérite 102
Syzygium jambolana 242

t

Tachycardie 60, 195, 232
Taureau 13
Tea tree 26
Teint 48, 180
Température de l'eau 8
Ténacité .102, 161
Tendresse 60, 179
Tension artérielle 74, 108, 177, 207, 243
Tension céphalique 168
Tensions musculaires 146, 147, 155, 159, 164, 167, 170, 214
Terre 16
Test cutané 12
Thé 223
Thérapie cranio-sacrée 9
Thorax
- crispations thoraciques 113
- douleurs thoraciques 89, 170
- oppressions thoraciques .58, 130, 169, 172
Thuja occidentalis 190
Thuja plicata 190
Thuya 190
Thym 193
Thymus serpyllum 193
Thymus vulgaris 193
Thyroïde
- activité thyroïdienne 184
- troubles thyroïdiens 131
Tiques 29, 145
Tissu conjonctif 9, 73, 85, 119, 120, 121, 150, 159, 160, 177, 188, 198
Toilette 11
Tolérance 252
Tonifiant 17, 22, 40, 43, 48, 49, 52, 54, 62, 67, 77, 82, 83, 89, 105, 110, 123, 124, 125, 131, 143, 145, 150, 159, 160, 162, 170, 173, 176, 179, 187, 188, 193, 194, 199, 205
Tonique 35, 96, 170, 191
Toux 21, 22, 23, 26, 27, 28, 32, 33, 34, 37, 71, 87, 88, 92, 100, 104, 126, 127, 129, 132, 134, 137, 139, 144, 167, 170, 171, 174, 177, 187, 188, 194, 243
Toux du fumeur 243
Toux grasse 37
Travail (ardeur au -) 70, 77, 93
Tristesse 124, 131, 163, 173, 199, 252
Tumescences noueuses 92

u

Ulcération 26, 55, 66, 102, 139, 180, 244
Ulcère de la jambe 66, 244
Uranus 16
Usure dégénérative 170
UV 66, 210

v

Vaccins
- troubles postvaccinaux 190

Vaginite 116, 145

Vaisseaux éclatés 66, 158, 180

Valeriana officinalis 196

Valériane 196

Variations atmosphériques 134

Varices 8, 42, 73, 83, 120, 244

Veines
- problèmes veineux 8, 75

Ventre 244
- troubles digestifs
- troubles épigastriques 20
- troubles gastro-intestinaux 243

Vénus 15

Verbena officinalis 198

Vergetures 42, 49, 180, 214, 245

Verrues 26

Vers 245

Verseau 14

Vertiges 24, 30, 68, 89, 146, 170, 198, 245

Verveine citronnée 198

Verveine exotique 201

Verveine officinale

Vésicule biliaire (troubles biliaires) 30, 66, 70, 74, 122, 135, 167, 176, 221, 243

Vessie 46, 139, 167, 187
- infection vésicale 143
- irritation vésicale 98
- troubles vésicaux 100, 149

Vétiver 204

Vetiveria zizanoides 204

Viande rouge 233

Vieillissement 132, 239

Vierge 14

Vinaigre 7

Vinaigre de fruit .7

Vinaigre de vin 7

Visage 125

Vivifiant 14, 73, 74, 76, 78, 134, 136, 176, 177, 178, 202

Vodder, docteur .10

Voies respiratoires .20, 24, 27, 33, 34, 35, 37, 38, 50, 51, 56, 64, 88, 96, 105, 108, 120, 122, 134, 137, 139, 144, 167, 170, 171, 174, 177, 187, 188, 194

Voies urinaires . .26, 28, 46, 92, 139, 167, 187, 188
- infection urinaire 26, 46, 51, 104, 143, 206, 244
- inflammation des voies urinaires 92, 67, 187

Voiture .74, 120, 201

Vomissements 20, 34, 50, 112, 115, 131, 134, 146, 196, 245

Vulnéraire 35, 38, 108, 182

W

Wintergreen 98

Y

Ylang-Ylang 175

Z

Zingiber officinale 104

Zona 80, 102, 131, 177, 245